# LIBÉRONS-NOUS
# DE LA DOULEUR

MARC LÉVÊQUE

# LIBÉRONS-NOUS DE LA DOULEUR

## Les nouvelles techniques pour sortir du scandale de la douleur et du tout-médicament

BUCHET • CHASTEL

Illustration : Anna Marin
http://annamarin.info



ISBN 978-2-283-03507-8

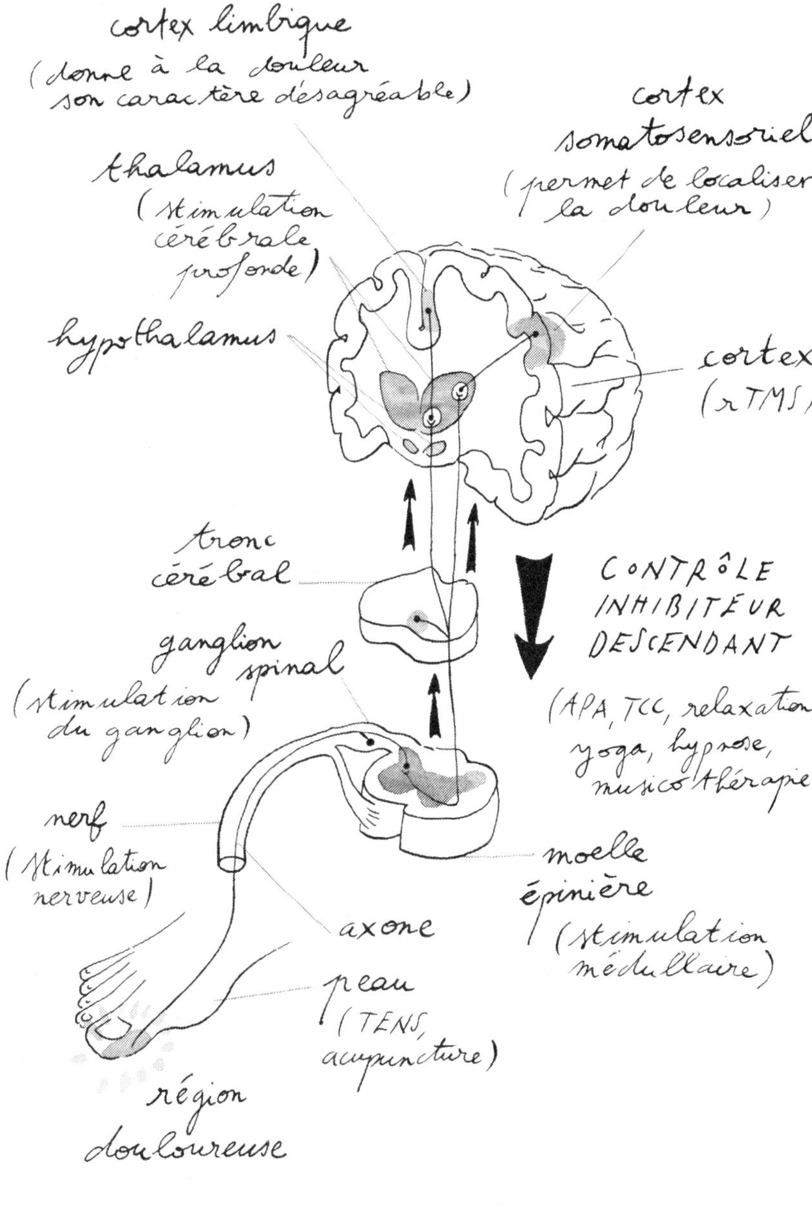


DE L'ORTEIL AU CERVEAU

Les voies de la douleur et les cibles thérapeutiques non médicamenteuses

Ce livre est dédié à tous ceux qui,
jour après jour, souffrent.

Rien, dans cet ouvrage, ne parviendra à faire partager ce qu'est leur quotidien. Pour effleurer cette souffrance et cette solitude, j'ai choisi les vers de Sabine Sicaud, enfant-poète en proie à la douleur chronique.

Sabine Sicaud est morte à 15 ans, rongée par une ostéomyélite du pied, « bête invisible aux minuscules dents ». Durant sa dernière année d'agonie, l'enfant-poète va transmuter son éreintante souffrance en de sublimes textes. Sabine a écrit son premier poème il y a un siècle, en 1919, à l'âge de 6 ans dans sa chambre de « La Solitude », la vaste propriété de ses parents à Villeneuve-sur-Lot. Sa mère, son père avocat – ami intime de Jean Jaurès –, ses précepteurs et la Nature se partageront son éducation. Le monde végétal et animal seront ses compagnons, elle leur offrira des vers d'une étonnante maturité.

*Vous parler ? Non. Je ne peux pas.*
*Je préfère souffrir comme une plante,*
*Comme l'oiseau qui ne dit rien sur le tilleul.*
*Ils attendent. C'est bien. Puisqu'ils ne sont pas las*
*D'attendre, j'attendrai, de cette même attente.*

*Ils souffrent seuls. On doit apprendre à souffrir seul.*
*Je ne veux pas d'indifférents prêts à sourire*
*Ni d'amis gémissants. Que nul ne vienne.*

*La plante ne dit rien. L'oiseau se tait. Que dire ?*
*Cette douleur est seule au monde, quoi qu'on veuille.*
*Elle n'est pas celle des autres, c'est la mienne.*

*Une feuille a son mal qu'ignore l'autre feuille.*
*Et le mal de l'oiseau, l'autre oiseau n'en sait rien.*

*On ne sait pas. On ne sait pas. Qui se ressemble ?*
*Et se ressemblât-on, qu'importe. Il me convient*
*De n'entendre ce soir nulle parole vaine.*

*J'attends – comme le font derrière la fenêtre*
*Le vieil arbre sans geste et le pinson muet...*
*Une goutte d'eau pure, un peu de vent, qui sait ?*
*Qu'attendent-ils ? Nous l'attendrons ensemble.*
*Le soleil leur a dit qu'il reviendrait, peut-être...*

# Introduction

> Je viens vous entretenir un moment d'un de vos ennemis ; de l'éternel ennemi du genre humain ; d'un tyran qui frappe, avec une égale cruauté, l'enfance et la vieillesse, la faiblesse et la force ; qui ne respecte ni les talents, ni les rangs ; qui n'est jamais attendri par le sexe ou par l'âge ; qui n'a point d'amis à épargner, point d'esclaves à ménager ; qui frappe sa victime au milieu de ses amis, dans le sein des plaisirs, et sans craindre l'éclat du jour plus que le silence des nuits ; contre qui la prévoyance est vaine, et la défense d'autant moins sûre, qu'il semble s'armer contre nous de toutes les forces de sa nature.
>
> MARC-ANTOINE PETIT, 1798*

Une personne sur cinq souffre de douleur chroniquc. Si ce n'est pas vous, c'est donc votre frère ou votre mère. Et peut-être qu'un jour votre tour viendra. En

* *Discours sur la douleur prononcé à l'occasion de l'ouverture du cours d'anatomie et de chirurgie de l'hospice général des malades à Lyon.* Nous citerons régulièrement les aphorismes, méconnus et avant-gardistes, de ce chirurgien lyonnais de la Révolution. On constatera que les erreurs scientifiques sont parfois des vérités qui se trompent de date !

attendant, lire sur la douleur, ou la mort, n'a jamais été engageant. La mort – en dehors de la philosophie ou de la religion – ne ménage aucune échappatoire. « La mort ne fait jamais mal. La mort est douce... Ce qui fait souffrir avec certains poisons, certaines blessures maladroites, c'est la vie », lit-on dans *Eurydice* de Jean Anouilh. C'est la douleur qui nous martyrise. Elle possède ses antidotes, mais parfois aussi ses poisons. Il faut les connaître. Ce sera le dessein de ce livre.

La plupart d'entre nous a déjà vécu la douleur dans sa chair, il n'est donc pas utile de la définir*. Elle ne nécessite, pas plus, de preuve biologique : elle s'éprouve et ne se prouve pas. Pour le chirurgien M.-A. Petit, la douleur est l'« état d'une âme qui, comparant sa position présente à son état passé, juge que le corps éprouve, dans quelques-unes de ses parties sensibles, ou dans son ensemble, des déchirements ou des altérations qui en dérangent l'harmonie »[1].

Ici, il ne sera pas question de la douleur aiguë que l'on ressent après une blessure ou après une chirurgie, ce signal d'alarme qui nous avertit que notre intégrité physique est en péril, ce « cri de la sensibilité par lequel notre intelligence est avertie du danger qui nous menace »[1] et qui incite à réagir en conséquence. Néanmoins, cette notion de « sensation et de

* La définition officielle, un peu tarabiscotée, de l'Association internationale pour l'étude de la douleur (IASP) étant « La douleur est une expérience sensorielle et émotionnelle désagréable associée à une lésion tissulaire réelle ou potentielle ou décrite en termes de cette lésion ».

la réaction » nous permet d'introduire les quatre composantes de la douleur présentes, également, dans la douleur chronique. Une dimension sensorielle, « ce que je sens », à savoir la localisation de la blessure et sa nature – gros orteil gauche sur une punaise ou bien coude droit au contact d'une plaque chauffante –, son caractère émotionnel, c'est-à-dire l'affect désagréable qui lui est associé, « ce que je ressens ». S'ajoute à cela, l'aspect cognitif, « ce que je pense », en d'autres termes la façon dont nous interprétons cette information douloureuse. Enfin, le comportement de protection qu'elle va déclencher : « ce que je fais »*.

La douleur aiguë, habituellement, cède lorsque la cause a été traitée et, à l'heure actuelle, nous parvenons – grâce aux opioïdes notamment – à en venir à bout sans trop de difficulté. Parfois – au bout de trois à six mois –, elle va s'enraciner dans la vie d'un individu pour devenir chronique. Elle évolue alors à son propre compte, déconnectée de ce qui l'a déclenchée. Dès lors, « elle ne protège plus l'homme, elle le diminue », comme aimait à le rappeler le chirurgien René Leriche[2].

* Ces quatre formules sont empruntées à l'ouvrage d'O. Robert et B. Calvino, *La douleur n'est pas une fatalité !*, Éd. Quæ, 2018.

### *Pourquoi la douleur devient-elle chronique ?*

C'est un cas extrême. Celui d'un patient, imprimeur, qui, s'étant retourné une phalange, restait en proie à d'intenses douleurs. Après plusieurs mois, le tableau douloureux demeurait si atroce qu'il réclama l'amputation de ce doigt, l'année suivante de sa main et enfin de son bras.

Cette histoire tragique illustre deux phénomènes. Le premier est que « la douleur fuit le bistouri »[3] : couper un nerf ne résout malheureusement rien. Le second est la chronicisation d'une douleur. Pourquoi une même douleur va s'enraciner dans la vie de certains et pas d'autres ? Au point, comme a pu se lamenter Alphonse Daudet, d'envahir l'existence « ma douleur tient l'horizon, emplit tout »[4]. À vrai dire, ce point demeure mystérieux. On sait que des phénomènes de neuroplasticité – un remodelage des neurones et des cellules environnantes – sont à l'œuvre et entraînent une « sensibilisation centrale », c'est-à-dire une réceptivité accrue à la douleur, dont nous reparlerons. Mais cela ne répond pas à notre interrogation.

On sait qu'il existe des facteurs aggravants et d'autres protecteurs à cette sensibilisation. La neurologue C. Séréni nous les résume : « Tout ce qui diminue les mécanismes naturels de défense contre la douleur, par exemple l'inactivité, l'isolement,

> les traumatismes, l'usage prolongé des médicaments opiacés, augmente le risque de développer un syndrome de douleur chronique. Tout ce qui renforce ces mécanismes, comme une vie affective et professionnelle riche et satisfaisante, la pratique du sport, des intérêts variés, constitue une forme de protection. »*

Apporter le juste remède suppose de bien comprendre la douleur chronique et ses multiples facettes. Ce « sinistre cadeau qui diminue l'homme »[2] réside, avant tout, dans notre chair, nos nerfs et notre encéphale. En plus d'être un processus biologique, cette douleur va être amplifiée – ou atténuée – par notre psychologie, majorée – ou diminuée – par notre vie sociale. La faire taire implique de la reconnaître comme un phénomène « bio-psycho-social ».

Se tromper sur l'une de ces dimensions conduit, parfois, au drame. C'est là une des explications de la « crise des opioïdes » et son demi-million de morts en deux décennies outre-Atlantique. La médicalisation, à coups de comprimés de morphine, d'un problème social, celui des gueules cassées de la mondialisation, a débouché sur une des pires catastrophes sanitaires de l'histoire des États-Unis. Une hécatombe dans laquelle la responsabilité de certains laboratoires pharmaceutiques est lourde. Plus globalement, cette industrie

* C. Séréni, *Douleurs chroniques et Opiacés*, Éditions du Cerf, 2019.

puissante – à laquelle, par ailleurs, nous devons beaucoup – a alimenté une « culture du médicament » qui domine, encore largement, la prise en charge de la douleur chronique.

Aujourd'hui, ce bilan de la prise en charge « chimique » de la douleur force à nous interroger. Aucune innovation significative n'est survenue depuis plus d'une trentaine d'années dans le monde des antidouleurs par la voie « générale »*. L'efficacité antalgique des médicaments, notamment dans la douleur dite « neuropathique », s'avère assez décevante.

### *La douleur neuropathique*

On qualifie la douleur de « neuropathique » lorsqu'elle provient d'une atteinte du tissu nerveux. Le plus souvent, il s'agit de la lésion d'un nerf à la suite d'un accident, d'une chirurgie ou d'une maladie comme le diabète ou le zona. Cette lésion peut également se situer dans la moelle épinière ou le cerveau après un traumatisme, un accident vasculaire cérébral (AVC) ou des pathologies comme la sclérose en plaques (SEP).

* C'est-à-dire la voie orale, nasale, sublinguale, rectale, intraveineuse, sous-cutanée et intramusculaire par opposition à la voie locale (transdermique et intrathécale).

Ce type de douleur chronique compte parmi les plus pénibles et les plus difficiles à soulager. Cette altération nerveuse peut se manifester aussi bien par des sensations de brûlures, de décharges électriques, de démangeaisons ou de fourmillements désagréables. Cela est particulièrement usant car la douleur ne desserre que très rarement son étau. Ses répercussions sur la vie quotidienne, le sommeil et le moral peuvent obscurcir une existence. Le tissu nerveux ne se régénérant pas, ou que très lentement, l'espoir d'une rémission spontanée s'amenuise au fil des mois. Les traitements médicamenteux classiques possèdent une efficacité décevante souvent au prix d'effets indésirables pénibles. Les patchs de dérivés du piment, la toxine botulique et la neuromodulation – à travers la neurostimulation électrique transcutanée (TENS), la stimulation nerveuse, médullaire, du ganglion nerveux ou la stimulation magnétique transcrânienne répétitive (rTMS) – offrent aujourd'hui des alternatives efficaces[5].

Si l'on considère les trois médicaments phares prescrits dans cette pathologie, le « nombre de sujets à traiter » (NST) pour qu'un seul malade soit soulagé de sa douleur oscille entre 3.6 pour le meilleur antidépresseur, 4.3 pour la morphine, et 7.7 pour un antiépileptique comme le Lyrica®[6]. Pour cette dernière – molécule vedette des laboratoires Pfizer® –, une publication dans le prestigieux *New England Journal of Medicine* a conclu, dans le traitement de la sciatique (aiguë ou chronique), qu'il n'existe aucune différence entre l'administration de ce médicament et un placebo. En revanche, l'étude démontre la survenue beaucoup plus fréquente d'effets indésirables dans le groupe ayant reçu la « vraie » médication[7].

### *La douleur chronique au quotidien*

« Qui dit malade chronique dit devoir continuer de vivre avec, donc conduire une voiture, s'occuper de ses enfants, avoir des activités malgré tout, etc. », confie, sur LinkedIn, Laure Poasevara, patiente expert* chargée de cours à l'Université des Patients-Sorbonne. « Les antalgiques, dans le cadre de douleurs neuropathiques – pour évoquer ce sujet –, vous assomment, ont beaucoup d'effets secondaires non compatibles avec les activités précitées. C'est bon uniquement si vous pouvez passer votre temps au lit car quelqu'un d'autre fait le reste et ne vous occupez que de vous. J'exagère un peu... quoique. Je vois tellement de gens autour de moi ayant la même pathologie complètement shootés par les antalgiques, Ixprim®, Neurontin®,

* La France est actuellement un des rares pays à proposer une formation sanctionnée par un diplôme universitaire pour devenir patient expert. Néanmoins, il n'existe aucune formation spécifique relative à la douleur.

> Tramadol, Lyrica®. Des zombies, passant leur temps à dormir ou pire, prenant le volant avec ce cocktail ! Et à chaque fois, il faut augmenter les doses, c'est terrible. J'ai "la chance" d'avoir développé au fil du temps des allergies, je ne peux donc trouver de soulagement par ce biais, à mes douleurs quotidiennes qui sont entre 4 et 5 a minima sur l'échelle de la douleur, soit mon niveau 0 de la douleur. J'ai trouvé d'autres moyens, l'autohypnose notamment, des automassages, le shiatsu. Je suis handicapée à 80 % ; mes quatre membres sont atteints entre autres, donc je vous parle en connaissance de cause. »

C'est bien souvent à cette double peine que sont confrontés des centaines de milliers de malades : des douleurs insuffisamment soulagées avec, de surcroît, des complications. La somnolence, la prise de poids, les vertiges ou l'impression de « ne plus être soi » viennent empoisonner une existence déjà difficile. Sans compter que la reprise professionnelle ou les activités sociales peuvent être interdites par ces effets psychotropes. Sachant que la vie sociale et professionnelle est un levier puissant pour lutter contre l'emprise de la douleur, on devine déjà les spirales infernales qui s'amorcent. Ce n'est pas malheureusement l'arrivée prochaine du cannabis thérapeutique – dont le NST, dans le traitement de la douleur neuropathique, est à 13 ! – qui changera ce constat et favorisera la poursuite de l'activité professionnelle[8].

Le renouveau, dans l'antalgie chimique, est porté par les traitements locaux. Ces thérapies ciblées à base de piment ou de toxine botulique (le fameux « Botox »), atténuent la douleur – sous réserve qu'elle demeure focalisée – sans que le fonctionnement global de l'individu en soit affecté. Ces patchs ou ces micro-injections sont disponibles dans les centres antidouleur. Des structures qui permettent d'accéder à une prise en charge multidisciplinaire de la douleur offrent d'autres alternatives que la pharmacopée. L'évaluation de la douleur, dans ses différentes dimensions bio-psycho-sociales, conduit à des soins personnalisés orchestrés par un médecin spécialiste de la douleur, l'algologue. Lors d'entretiens avec le psychologue, par exemple, le patient douloureux peut identifier des pensées dramatisant sa souffrance ou des comportements qui l'entretiennent. La réalité virtuelle, ateliers d'hypnose, de méditation de pleine conscience, de relaxation ou la musicothérapie offrent des pistes permettant au patient de devenir « acteur de sa thérapie ». Parfois un peu galvaudée, cette notion de malade partenaire ou « expert » n'en demeure pas moins essentielle[9] ; une « alliance thérapeutique » qui contraste avec la passivité d'une « prise de cachet ».

Ces établissements – fréquemment saturés et dont les délais se comptent souvent en trimestre – ouvrent l'accès, également, à toutes les ressources de la neuromodulation. La douleur étant un processus « électrochimique », cette dualité permet, outre la prise en charge chimique par les médicaments, des thérapies électriques. La neuromodulation – autrement dit la capacité à moduler un signal nerveux – est en train de se métamorphoser grâce à l'accélération vertigineuse des progrès de l'informatique et de l'électronique. Ces avancées technologiques font progresser la prise en charge de la douleur chronique.

Tout au long du trajet qu'emprunte l'influx douloureux – de la surface cutanée, en passant par nos nerfs et notre moelle épinière, jusqu'à notre cortex –, les « cibles » de notre anatomie sont nombreuses qui permettent un « brouillage » de ce désagréable message. Stimulation de la peau, du nerf, du ganglion nerveux, de la moelle épinière ou du cerveau et de son écorce, de nombreux dispositifs – qu'ils soient implantés ou non – garnissent notre « boîte à outils » antidouleur.

L'exemple de la stimulation électrique de la moelle épinière apparaît comme le plus emblématique. Le principe physiologique d'une inhibition de la douleur par un signal électrique est connu depuis près d'une soixantaine d'années. Il aura fallu attendre un certain degré de maturité technologique pour que ce dispositif devienne pleinement efficace. Aujourd'hui, la miniaturisation, l'informatique embarquée, la puissance des batteries couplées à une compréhension beaucoup plus fine de la physiologie permettent de soulager durablement plus d'un patient sur deux. Une proportion deux à trois fois plus élevée que les meilleurs médicaments contre les douleurs neuropathiques ! En outre, ce dispositif n'affecte en rien le fonctionnement cognitif de l'individu. Malgré une efficacité indéniable et une excellente tolérance, nos concitoyens ont, par exemple, un accès trois fois moins important à ces dispositifs que leurs voisins belges*.

Pourquoi cette différence de part et d'autre d'une frontière ? La culture du médicament – forte dans notre pays – y joue sans doute son rôle ; n'oublions pas que nous demeurons dans le peloton de tête de la consommation d'antibiotiques, de psychotropes et d'antidouleurs.

La réponse se trouve également du côté de l'accessibilité des structures antidouleur. Saturées, dotées de peu de moyens, elles font figure, au côté de la psychiatrie, de parents pauvres de la médecine française. On considère que 30 % des patients douloureux chroniques reçoivent un traitement approprié et que seulement 3 %** d'entre eux bénéficient d'une prise en charge dans ces centres spécialisés[10]*** !

Or, nous l'avons vu, actuellement, l'accès aux techniques non médicamenteuses et à la neuromodulation

---

* Environ 2 500 implantations en France (69 millions d'habitants) chaque année contre 1 500 en Belgique (11 millions).

** Un pourcentage alarmant qui témoigne du manque de places disponibles mais également du défaut d'information des patients et des professionnels sur l'existence de ces structures. Des actions de sensibilisation et de communication seraient nécessaires.

*** Un sondage a été réalisé sur LinkedIn en août 2021 auprès de 548 personnes – à retrouver avec : #minisondagesurladouleur. À une question concernant la prise en charge de la douleur chronique en France, 1 % ont répondu qu'elle est « exemplaire », 14 % « satisfaisante », 59 % « préoccupante », 23 % « dramatique ».

passe presque exclusivement par ces structures anti-douleur débordées par l'afflux de malades. Les médecins de famille et spécialistes – souvent insuffisamment formés* – se trouvent démunis et n'ont généralement pas d'autres choix que de se tourner vers la prescription de médicaments. Des molécules qui, elles, ne posent pas de problème d'accessibilité puisqu'elles sont disponibles au travers du maillage serré de nos 21 000 pharmacies.

Ainsi, il sera bien plus facile d'accéder à une ordonnance de dérivés morphiniques qu'à la prescription d'un appareil de TENS, cette dernière ne possédant pourtant pas le moindre risque d'effet indésirable, de mésusage ni d'addiction ! Les médicaments deviennent rapidement des sparadraps trop petits sur des plaies bien trop larges. Sans compter qu'une population qui vieillit souffre davantage et, plus nous entrons dans l'automne de la vie, plus les ordonnances fleurissent et s'allongent. Solitude, surpoids, sénescence

* « L'histoire de bien des méthodes nous apprend que, souvent, les médecins praticiens ont compris plus vite l'intérêt des faits nouveaux que ceux qui ont pour mission de les enseigner. L'effort d'initiation doit porter plus sur l'esprit des méthodes que sur la technique. Il n'est pas nécessaire que tout le monde sache faire une *infiltration stellaire*. Mais il importe que tout médecin sache ce que l'on peut en attendre. Un malade ne doit pas continuer de souffrir pour la seule raison que celui qui le soigne ne sait pas qu'on peut le soulager. » Ces propos du chirurgien René Leriche demeurent d'actualité, il suffit de remplacer l'item « infiltration stellaire » par n'importe quelle technique de neuromodulation ou autre traitement non médicamenteux.

et sédentarité contribuent, à leur tour, à accentuer ce fardeau de la douleur chronique*. S'ajoute à cela une société qui tolère de moins en moins la douleur physique. La consolation d'« heureux ceux qui pleurent car ils seront consolés » des Béatitudes n'est plus de mise...

La tentation croissante de médicaliser les problèmes sociaux ou les tensions psychologiques – dont la douleur est l'un des modes d'expression somatique courant – accroît cette inclination pour les antidouleurs et les psychotropes. La formule « Lunettes roses pour Gilets jaunes ! » a le mérite de rappeler que la douleur chronique est un sujet politique. Pénibilité ou perte de sens du travail, précarité ou absence d'emploi font souffrir les esprits autant que les corps. Il n'est plus nécessaire au peuple de dépasser ses souffrances par la religion, comme le théorisait K. Marx, il tient son véritable opium.

Accompagner la douleur chronique exige de l'aborder dans ses différentes dimensions en sachant que certaines relèvent davantage d'un traitement social que médical. Cette thérapeutique ne peut se résumer à une prise en charge médicamenteuse même si elle possède l'avantage de la facilité. La multiplicité des approches thérapeutiques et les progrès technologiques – en

* À la question « Dans l'avenir, la hausse de fréquentation des centres antidouleur risque, en priorité, sera en lien avec... », 43 % ont répondu « la sédentarité », 18 % « le vieillissement de la population », 28 % « la médicalisation de problème sociaux » et 10 % « autres » (exemples : dépression, obésité, plus grande sensibilité à la douleur, mauvaise prise en charge, négativisme ambiant, etc.).

particulier de la neuromodulation – doivent aujourd'hui pouvoir bénéficier au plus grand nombre ! *

### *Les chiffres de la douleur chronique*

Quatorze millions de nos concitoyens se plaignent d'une douleur chronique et parmi eux, un quart souffre de douleur neuropathique[10]. En Europe, on estime à cent millions le nombre de patients douloureux chroniques[11] et, selon l'Organisation mondiale de la santé (OMS), un milliard et demi d'êtres humains sont confrontés à une douleur persistante. Ces douleurs augmentent avec l'âge ; passé 70 ans, une personne sur deux souffre. La douleur prévaut chez les femmes **,[12] ; à 65 ans, elles sont 43 % à souffrir fréquemment contre 30 % des hommes[13]. Les femmes représentent les deux tiers de la fréquentation des centres de la douleur chronique en France[14].

* À la question « Pensez-vous, en douleur chronique, que davantage de place devrait être donnée aux traitements non médicamenteux ? » posée à 622 sondés, 95 % ont répondu « oui », 5 % « non ».

** Oui, la douleur est sexiste ! Aux explications hormonales ou génétiques s'ajoutent les représentations culturelles – masquer sa douleur est perçu comme un attribut de virilité – et les habitudes sociales : les femmes consultent plus facilement et parlent davantage de leur douleur. Sans compter qu'elles sont la cible exclusive de pathologies comme l'endométriose ou plus privilégiées telle la fibromyalgie, la migraine ou la polyarthrite.

Outre l'âge et le sexe, la catégorie socioprofessionnelle intervient : plus on est pauvre, plus on a mal[15,16]. La douleur chronique touche le bas du dos (près de 18 % des douleurs chroniques), puis la tête avec les céphalées (15 %), le genou à égalité avec la jambe (14 %), l'épaule (9 %), le cou à parité avec la hanche (8 %), la main (5 %) et enfin le milieu du dos (4 %)[11]. Mais elle peut frapper partout comme dans la fibromyalgie (9 %) ou sur de multiples articulations avec l'arthrose (34 %) ou la polyarthrite (8 %). La douleur coûte cher : en moyenne 16 670 euros[17] chaque année pour un individu[*,18]. Les coûts indirects, eux, sont colossaux lorsque l'on additionne les répercussions de l'absentéisme, du chômage, de la perte d'activité et des indemnités journalières. On estime à deux millions de journées de travail par semaine partiellement ou totalement perdues en raison de la douleur chronique, soit quatre-vingt-huit millions de journées chaque année[17] !

* La note se répartissait ainsi : 7 000 € en hospitalisation en clinique privée (le double à l'hôpital public), 580 € en médicaments, 3 630 € en traitement non médicamenteux (5 150 € à l'hôpital public) et 950 € en examens d'imagerie ou de biologie.

## Chapitre 1

# Pharmacopée n'est pas (toujours) panacée

Trente-deux milliards d'euros, c'est le montant faramineux de la consommation annuelle de médicaments des Français à leur domicile[19], un chiffre qui hisse l'Hexagone parmi les plus gros consommateurs mondiaux. Cette surconsommation n'est, bien entendu, pas homogène et sévit parmi certaines classes médicamenteuses. Caracolent en tête : antibiotiques, psychotropes et... antalgiques !

Sur ce podium, on retrouve donc les antidouleurs et les médicaments agissant sur le psychisme, certains d'entre eux étant prescrits également contre la douleur.

Nous pourrions nous réjouir d'y voir figurer les antalgiques (paracétamol, anti-inflammatoire et dérivés morphiniques) ; la prescription élevée de ces molécules a longtemps été interprétée comme une prise en charge satisfaisante de la douleur dans notre pays. Cette consommation en hausse a été considérée comme un indicateur témoignant du succès des trois plans gouvernementaux de lutte contre la douleur échelonnés entre

1998 et 2010*. Pourtant, en y regardant de plus près, doit-on totalement se féliciter de cette augmentation et de ses conséquences ? Les intoxications croissantes avec le paracétamol et les mésusages ou l'addiction aux morphiniques nous rappellent les dangers d'une consommation trop large. Outre-Atlantique, les centaines de milliers de décès de la crise des opioïdes – l'équivalent du nombre de morts américains lors de la guerre du Vietnam ! – nous mettent en garde sur la prescription excessive de ces molécules dans les douleurs chroniques, exception faite de celles liées au cancer. Les mêmes interrogations se posent avec les psychotropes. Les antidépresseurs, qui en font partie, sont largement prescrits dans le traitement de routine des douleurs neuropathiques, une affection qui touche plus de quatre millions de Français[10].

Les antiépileptiques, qui n'appartiennent pas stricto sensu aux psychotropes, demeurent, eux aussi, abondamment utilisés dans le traitement des douleurs neuropathiques malgré des résultats souvent décevants et des risques d'addiction de mieux en mieux documentés. Enfin n'oublions pas que si les grands laboratoires pharmaceutiques sont au service de notre santé, ils

* Trois plans nationaux qui ont permis à la France d'être pionnière dans la lutte contre la douleur. Une dynamique qui, aujourd'hui, s'est considérablement essoufflée. Treize associations professionnelles militent pour un 4e plan visant à renforcer la formation des professionnels, la prise en charge des publics plus vulnérables, l'amélioration du parcours de soins du patient douloureux chronique et l'information du public.

doivent également être au service de leurs actionnaires, ce sont des entreprises comme les autres.

En évitant d'abonder dans le catastrophisme de Marcel Proust, malade chronique, qui écrivait que « pour une affection que les médecins guérissent avec des médicaments (on assure du moins que c'est arrivé quelques fois), ils en produisent dix chez des sujets bien portants »[20], tâchons de voir, molécule après molécule, ce que peuvent nous réserver ces antidouleurs aux pouvoirs ambivalents.

## *Sous le soleil noir des opioïdes*

> Très cher camarade !
> Je ne vais pas vous attendre. J'ai renoncé à me soigner. C'est sans espoir. Et je ne désire pas non plus souffrir davantage. J'ai suffisamment essayé. Je mets les autres en garde : soyez prudent avec les cristaux solubles dans 25 parties d'eau. Je leur ai trop fait confiance et ils ont causé ma perte. Je vous laisse mon journal. Vous m'avez toujours semblé homme curieux et amateur de documents humains. Si cela vous intéresse, lisez l'histoire de ma maladie.
> Adieu, Votre S. Poliakov
>
> MIKHAÏL BOULGAKOV
> in *Morphine*[21]

La morphine provient de l'opium, du nom latin qui désigne le suc laiteux du pavot, connu depuis plus de cinq mille ans. Les Sumériens utilisaient la résine de *Papaver somniferum* à des fins religieuses et médicinales.

Cette gomme est mise à sécher pour ensuite être directement fumée ou transformée afin d'obtenir ses dérivés naturels : codéine et morphine. Cette dernière, au pouvoir antalgique très puissant, a été isolée au XIXe siècle et baptisée ainsi pour les rêves délicieux qu'elle provoque, en référence à *Morphée*, dieu des songes de la mythologie grecque. Comme un autre mythe, Janus, « dieu du commencement et de la fin » qui présentait deux visages, la morphine, qui soulage efficacement les douleurs aiguës, possède son revers : l'addiction. L'écrivain Françoise Sagan, victime d'un grave accident de voiture en 1957, décrit son soulagement au commencement puis la fin dans l'addiction.

Elle livre un bouleversant témoignage dans le journal qu'elle a tenu, *Toxique* : « Je fus, durant trois mois, la proie de douleurs suffisamment désagréables pour que l'on me donnât quotidiennement un succédané de la morphine appelé le "875" (Palfium). Au bout de ces trois mois, j'étais suffisamment intoxiquée pour qu'un séjour dans une clinique spécialisée s'imposât[22]. »

Du rêve au cauchemar, comment des centaines de milliers d'Américains ont-ils pu tomber dans l'enfer de l'addiction ou la mort par overdose ? Comment ce tsunami sanitaire est-il survenu ? Un battement d'ailes de papillon ?

Presque.

## Un petit papier mais un grand drame pour l'humanité

Aussi stupéfiant que cela paraisse, la crise des opioïdes – 93 000 Américains morts par opioïdes pour la seule année 2020 ! – prend racine dans les onze lignes sibyllines d'une minuscule correspondance du *New England Journal of Medicine* publiée en 1980[23]. Des milliers de publications se sont ensuite référées à ce papier pour affirmer l'innocuité des dérivés morphiniques dans le traitement de la douleur chronique non cancéreuse[24]. Relayées dans la presse grand public, on pouvait lire, par exemple, dans *Les Échos* : « Pourtant, dès 1980, Porter et Jick avaient montré que le risque d'induire une toxicomanie était quasi inexistant : dans une étude sur 12 000 malades traités avec des morphiniques, seules 4 personnes sont devenues toxicomanes ultérieurement[25]. » Prudent, le journaliste concluait tout de même qu'« on ne connaît pas les effets à long terme de la morphine, quand elle est utilisée dans des douleurs chroniques ».

Une telle conclusion est toutefois erronée puisque les médecins, depuis des siècles, connaissent les dangers de la morphine, notamment au long cours. « La vue de la douleur est un spectacle si pénible [...] qu'elle soit cependant avare la main qui donne l'opium[1] » mettait en garde M.-A. Petit, ce chirurgien du XVIII^e^ siècle. Malgré tout, les quelques lignes du *New England Journal of Medicine* se retrouvèrent sur les cahiers d'école des futurs médecins. L'auteur du présent ouvrage se souvient très bien, au milieu des années 1990, d'enseignements de la Faculté certifiant l'absence de risque à prescrire des morphiniques. On ne devait pas « stigmatiser » cette classe de médicaments et l'on nous apprenait que seuls 1 % des malades étaient susceptibles de devenir dépendants ; un chiffre en vogue à l'époque et basé sur aucune véritable étude.

Trente-sept ans plus tard, toujours dans le *New England Journal of Medicine*, une équipe de Toronto, par un original et minutieux travail bibliométrique, va revenir sur cet emballement de la littérature scientifique mondiale[26]. Les chercheurs canadiens vont alors démonter, pièce après pièce, le mécanisme par lequel des milliers d'auteurs se sont appuyés sur ce courrier lilliputien pour véhiculer l'idée que « l'addiction est rare » chez les patients traités par ce stupéfiant. Onze lignes qui auront poussé les médecins à la prescription et les patients à l'addiction.

## Le comprimé qui valait 35 milliards de dollars

Comment expliquer ce panurgisme scientifique à l'origine de l'une des plus grandes crises sanitaires de l'histoire des États-Unis avec près d'un demi-million de décès par ces « *Pain-killers* » ?

Incontestablement, cette somme bibliographique reflète avant tout l'attrait qu'ont pu manifester certaines entreprises de l'industrie pharmaceutique pour les opiacés. Ces trois dernières décennies, la morphine et ses dérivés ont été modifiés, à la marge, afin de diversifier ses modes d'administration ou d'en minimiser certains effets secondaires. À vrai dire, ces déclinaisons – des médicaments « *me-too* » pour les Anglo-Saxons*[27] – ont surtout permis de rendre « brevetable » une molécule ancestrale et d'accroître ainsi considérablement les profits d'un antalgique au pouvoir addictif extrêmement puissant.

Prenons l'exemple de Purdue Pharma. Cette firme – en faillite depuis – communiquait qu'en raison de sa formulation à libération prolongée, l'Oxycontin® représentait une menace moindre d'abus et de dépendance. Cette soi-disant innocuité contribuera à ouvrir une boîte de Pandore verrouillée depuis des siècles : la prescription de morphine dans les douleurs chroniques autres que celles liées au cancer. Douleur de dos chronique, maladies rhumatismales, douleurs neuropathiques deviendront de nouvelles cibles de cette classe de médicaments auparavant réservée aux douleurs aiguës ou cancéreuses.

Investir le « terrain de la douleur non cancéreuse », au plan mercantile, c'était aussi accéder à une population à l'espérance de vie beaucoup plus longue. Les propriétés addictives de ces produits ont ensuite garanti

* Rien à voir avec le phénomène #MeToo, même s'il peut paraître scandaleux que 70 à 90 % de la recherche sur les médicaments, en général, se dirige vers la déclinaison de molécules existantes et non vers l'innovation.

la fidélisation de cette « clientèle ». Comme le déplorait le journal américain de santé publique – déjà en 2009 et bien avant que la crise des opioïdes ne fasse les gros titres de l'actualité ! –, « la promotion marketing de l'Oxycontin® : un triomphe commercial et une tragédie de santé publique »[28].

Ce leitmotiv de l'innocuité deviendra le pivot d'une campagne de marketing, la plus agressive jamais entreprise par une firme pharmaceutique pour un antalgique. Les visiteurs médicaux de Purdue Pharma allèrent jusqu'à distribuer gratuitement des échantillons aux médecins généralistes à donner à leurs patients afin qu'ils essaient l'Oxycontin® sur une à quatre semaines ![28] Quelques années seulement après l'introduction du médicament, en 1996, les ventes annuelles représentaient un milliard de dollars… En tout, elles culmineront à trente-cinq milliards de dollars pour cette seule molécule. En France, à titre d'exemple, la prescription de l'oxycodone (Oxycontin®) s'est envolée de +738 % entre 2006 et 2017 ![29]

Cette saga commerciale, aussi rentable que dramatique, est admirablement relatée dans le best-seller du journaliste américain P. Keefe : *L'Empire de la douleur, l'histoire secrète de la dynastie Sackler*. On y découvre le portrait des trois générations d'une richissime famille américaine – réputée pour sa philanthropie – qui va construire son empire avec le Valium® pour l'engloutir avec l'Oxycontin®, Purdue Pharma étant, aujourd'hui, déclarée en faillite…[30]

## Lobbying et opioïdes

Ainsi, d'habiles plans marketing et des éléments de langage choisis auront su convaincre un corps médical toujours précautionneux et attentif face à cette drogue ancestrale. Comme nous le rappelle le *British Medical Journal*, les médecins manifestant une vigilance naturelle vis-à-vis des molécules étaient, par exemple, qualifiés d'« opiophobes » par ces laboratoires[31]. Cette stratégie commerciale ne délaissait ni l'« éthique » ni la culpabilisation. « Pourquoi faire souffrir inutilement les malades alors qu'un remède existe ? » était l'un des arguments utilisés et auquel aucun médecin ne pouvait dignement résister. Être rétif à la prescription de morphine revenait donc à s'inscrire dans le refus du progrès voire le « mauvais soin ». Ce papier nous révèle surtout le lobbying méthodique destiné à peser sur les recommandations dans la prise en charge de cette douleur chronique non cancéreuse.

Cette prise de conscience des conflits d'intérêts entre certaines entreprises pharmaceutiques et des médecins conduira l'OMS en 2020 à « officiellement retirer ses deux principales directives sur l'utilisation des opioïdes dans le contrôle de la douleur après avoir constaté que le processus de rédaction avait été indûment influencé par les fabricants d'opioïdes, notamment la filiale internationale de Purdue Pharma, Mundi Pharma »[32]. Outre l'OMS, les États-Unis ou la Chine, la revue anglophone précise qu'en Italie « Mundipharma est au centre du scandale “Pasimafi”* dans lequel près d'une centaine de médecins, universitaires, bureaucrates et dirigeants de l'industrie ont été arrêtés ou accusés par les procureurs comme participants à un programme visant à accroître l'utilisation d'opioïdes dans la médecine quotidienne ».

Autre illustration de l'ampleur de ces lobbies : l'affaire McKinsey. En vendant, durant dix ans, des services de conseil et des schémas marketing aux fabricants d'opioïdes, le célèbre cabinet de conseil a dû débourser, le 4 février 2021 – à la suite d'un accord à l'amiable avec une cinquantaine de procureurs généraux des États-Unis –, plus d'un demi-milliard de dollars de réparation. Les juges reprochent, tour à tour, au cabinet d'avoir poussé à l'augmentation du nombre de visites de représentants commerciaux, d'avoir ciblé des médecins avec des messages spécifiques pour les convaincre de prescrire davantage et d'avoir encouragé plusieurs laboratoires à s'unir afin de résister aux tentatives de régulation de l'agence américaine cherchant à limiter les prescriptions. Un demi-milliard, c'est exactement le millième de ce que la crise des opioïdes a coûté, en 2015, à l'économie américaine : soit 504 milliards de dollars ![33]

* Du nom du yacht, appartenant au médecin italien, qui aurait été financé par un laboratoire pharmaceutique.

## Une carte des morts superposable à celle du vote Trump

Ici, ce n'est pas le nombre de zéros sur la facture qui fait tourner la tête mais le nombre de « morts sur ordonnance ». Si les tombes de Michael Jackson ou de Prince demeurent parmi les plus visibles de cet immense cimetière où gisent un demi-million d'Américains, on peine à réaliser que cette pandémie mortifère revient – aujourd'hui encore – à l'équivalent d'un crash d'A380 tous les trois jours. Selon les chiffres publiés par les Centres américains de contrôle et de prévention des maladies (CDC), on évaluait à 183 000 le nombre de décès par opioïdes prescrits entre 1999 et 2014, 54 207 en 2015 et 67 114 en 2016[34].

Des chercheurs se sont penchés sur ce phénomène, notamment sur l'analyse sociologique de cette hécatombe. L'un d'eux, dans un article intitulé « Is the Prescription Opioid Epidemic a White Problem ? », observe que les « petits Blancs non hispaniques » laissés-pour-compte de la mondialisation en sont les principales victimes[35,36]. Les populations hispano et afro-américaine seraient plutôt concernées par la consommation de stupéfiants non prescrits en particulier le crack.

Une étude, plus « stupéfiante » encore, démontre une superposition de la cartographie du vote Trump et celle des décès par morphiniques ![37] Ce lien s'avère particulièrement frappant dans la « *rust belt* », cette « ceinture de rouille », du nom de cette glorieuse région industrielle des États-Unis que l'on nommait jadis la « ceinture d'usines ».

Est-ce parce que ces hommes et ces femmes devenus superflus à leur économie trouvent dans les tourments de leurs chairs une ultime raison d'exister ? Les opioïdes seraient-ils devenus le véritable « opium du peuple » ? La « came » des gueules cassées de la mondialisation ?

## Lunettes roses pour Gilets jaunes ?

Lorsque, en 2017, l'opinion publique américaine prit enfin la mesure du drame qui se jouait, la presse médicale française, habituellement prompte à relayer la situation sanitaire outre-Atlantique, se montra globalement peu diserte et, surtout, les laboratoires commercialisant ces molécules dans notre pays demeurèrent relativement discrets sur ce phénomène. Après que les médias grand public s'en soient emparés, les commentaires médicaux que l'on pouvait lire se résumaient à : « les États-Unis ne sont pas la France » et « il existe un problème des opioïdes mais pas de crise ».

La situation n'est certes pas comparable, mais, depuis plusieurs années, nous voyons arriver à nos consultations des malades souffrant de lombalgie chronique avec des ordonnances de plus en plus extravagantes de morphiniques. Des prescriptions qui sont parfois bien plus lourdes que celles de patients en fin de vie en proie aux douleurs cancéreuses ! Avec la prise de morphine, deux phénomènes concourent à une augmentation progressive des doses. Le premier, la tolérance, consiste à recourir au fil du temps à une dose croissante pour obtenir le même effet. Le second, moins connu et probablement aussi redoutable, c'est l'hyperalgésie induite par les opioïdes, un processus biochimique complexe par lequel l'imprégnation en opioïde abaisse, chez certains patients, le seuil de la douleur[38].

À l'échelon national, les chiffres concernant la consommation de morphiniques sont d'interprétation délicate. Le nombre de boîtes vendues pour chaque type d'opioïde est un indicateur médiocre. Il ne nous renseigne en rien sur les motifs exacts de la prescription. À moins de procéder à des sondages ponctuels, il est difficile de savoir, pour une molécule donnée, dans quelle indication elle est prescrite. Compliqué donc de séparer le bon grain de l'ivraie, c'est-à-dire de différencier la prescription de morphinique dans les douleurs cancéreuses ou aiguës (telle la douleur post-opératoire) qui sont justifiées et même insuffisamment administrées, de celles, plus controversées, prescrites dans les douleurs chroniques comme la lombalgie chronique, les douleurs d'arthrose ou les douleurs neuropathiques.

Une des rares études sur le sujet, menée par une équipe clermontoise, nous apprend qu'entre 2004 et 2017, la consommation d'opioïde fort dans le traitement de la douleur non cancéreuse a bondi de 88 % et, pour l'oxycodone – la molécule au cœur du drame sanitaire qui frappe les États-Unis –, elle s'est envolée de 1 180 % ![39] Dans leur publication, les chercheurs de

Clermont-Ferrand indiquent que « les hospitalisations liées aux opioïdes sont passées de 15 à 40 pour 1 million d'habitants (+ 167 %, 2000-2017) et les décès liés aux opioïdes de 1,3 à 3,2 pour 1 million d'habitants (+ 146 %, 2000-2015) ». Malheureusement, on ne dispose aujourd'hui d'aucune étude hexagonale permettant d'évaluer un phénomène incomparablement plus massif que ces morts par overdose : celui des individus dans l'impossibilité de reprendre une vie professionnelle voire sociale en raison des opioïdes, tous ceux que les Anglo-Saxons nomment les « NLF » pour *Not in the Labor Force*. Par exemple, il est impossible de dire, sur les 48 millions de journées d'arrêt de travail lié à la douleur, combien sont liées aux morphiniques.

Si, en valeur absolue, les chiffres livrés par ces chercheurs ne sont en rien comparables à ceux de la situation américaine, ils dessinent, néanmoins, une tendance préoccupante.

Rien, à l'heure actuelle, ne nous indique que ces courbes vont s'infléchir. Tant que la prescription d'un opioïde fort ne sera pas plus encadrée dans la douleur chronique non cancéreuse*, on peut craindre qu'elle demeure – pour les centaines de milliers de malades ne parvenant pas à accéder à un centre de la douleur – une solution « provisoire qui dure », voire le traitement

* À la question « Considérez-vous que la prescription de morphine dans la douleur chronique non cancéreuse devrait être davantage limitée ? » posée à 336 sondés, 54 % ont répondu « oui », 46 % « non ».

de substitution à une nécessaire prise en charge multidisciplinaire. Il est à redouter, également, que ces stupéfiants s'inscrivent, à la longue, dans la pharmacopée du vide existentiel ou de la précarité sociale. Sans restriction à la prescription, le risque est grand, à la faveur d'une crise économique, de suivre ce scénario outre-Atlantique et de voir nos Gilets jaunes hexagonaux se substituer aux ouvriers de la *rust belt*.

### *Les opioïdes « faibles »*

Dans le quarté de tête des médicaments les plus vendus dans les pharmacies françaises arrivent dans l'ordre : le paracétamol, l'ibuprofène (un AINS), la codéine ~~en association~~ et le tramadol en association[40]. Les deux derniers sont des « opioïdes faibles ». Le tramadol est une substance synthétique (comme l'oxycodone), contrairement à la codéine qui dérive d'extraits naturels de plantes (comme la morphine). Tous deux ont longtemps été considérés comme à moindre risque. Grâce à la meilleure prise en charge des douleurs aiguës ces dernières années, les « antalgiques de palier II » ont progressivement rejoint nos armoires à pharmacie ; l'essor de la chirurgie ambulatoire y a également contribué avec le développement de la *Récupération Améliorée Après Chirurgie* (RAAC).

Les patients sortent plus rapidement des hôpitaux mais avec des traitements antalgiques plus puissants. Le retrait de certains antalgiques, comme le dextropropoxyphène, a contraint nombre de praticiens à se tourner vers ces molécules plus fortes. L'étude d'une équipe clermontoise, déjà citée, a montré qu'entre 2004 et 2017 la prescription de codéine, tramadol et d'opium à faible teneur avait augmenté respectivement de 150 %, 123 % et 244 %. Depuis le début des années 2010, le tramadol fait l'objet de signalements pour « usage problématique ». En 2018, il est apparu sur 11,9 % des ordonnances frauduleuses contre 6,9 % en 2013[41]. Cette molécule est réputée pour engendrer une dépendance physique et psychique avec, lors d'abus, des risques de convulsion et de mort par dépression respiratoire. Ce problème de mésusage se retrouve dans le monde entier tout particulièrement sur le continent africain où, très présent sur le marché illicite, il fait figure de « cocaïne du pauvre »[41].

## Quels remèdes à la crise des opioïdes ?

La douleur chronique, nous l'avons évoqué, est un problème bio-psycho-social. Une bonne thérapie exige de bien peser la participation de ces trois phénomènes. La part biologique relève des traitements – médicamenteux ou non – visant à rééquilibrer les processus physico-chimiques de contrôle de la douleur.

Le psychologique est du ressort d'une prise en charge visant à accompagner le patient dans la perception qu'il se fait de sa douleur, et ainsi à parfaire le traitement biologique. La dimension sociale du traitement relève de l'insertion du patient dans la société, de la reprise d'une vie – presque – normale.

Il n'est pourtant pas rare de déplorer une médicalisation d'un problème social ou psychologique : prescrire de la morphine à un patient douloureux qu'un travail éreintant met à genoux ou qui peine à se dépêtrer de difficultés familiales « pesant sur ses épaules ». Inversement, mais c'est plus rare, certains soignants – y compris des spécialistes de la douleur – seront enclins à « psychologiser » une authentique souffrance somatique. Une douleur physique avérée au « genou » a un jour été interprétée par l'un de mes collègues comme le retentissement d'un problème du « je-nous », traduisant des difficultés de couple !

Ce préambule souligne l'impératif d'une évaluation multidimensionnelle d'un sujet souffrant de douleur chronique. C'est-à-dire une expertise « multidisciplinaire » menée de concert par le médecin de la douleur, le psychiatre ou le psychologue, le neurologue ou le travailleur social, ce dernier étant bien trop souvent absent de ces structures.

Malheureusement, ces centres de prise en charge collégiale sont saturés. Dès lors, les médecins, dans l'impossibilité d'y adresser leurs patients, sont contraints de composer, dans leur isolement, avec la seule arme qu'ils ont sous la main : le médicament. Et une fois la prescription débutée, tous les médecins le savent, il devient très difficile de « dé-prescrire ».

Pour éviter que les prescriptions ne « dérapent » et pour encourager un bon usage des morphiniques, dans les douleurs chroniques non cancéreuses, des sociétés savantes, comme la *Société Française d'Étude et de Traitement de la Douleur* (SFETD), ont édicté des recommandations[42]. L'une d'elles, frappée au sceau du bon sens, incite à mieux rechercher les facteurs de risque de mésusages avant une prescription d'opioïdes forts. Les antécédents chez le sujet, ou dans sa famille, d'abus (d'alcool, de drogues illicites ou de médicaments sur ordonnance), de troubles psychologiques, de violences sexuelles dans l'enfance et l'âge entre 16 et 45 ans sont des facteurs de risque. Des coefficients pour chaque item débouchent sur une cotation et définissent le risque de mésusage : faible, modéré ou fort[43]*. Face à un risque élevé, il est conseillé au médecin de demander un avis multidisciplinaire. Or,

* Cet article, qui propose un « outil de mesure du risque aux opioïdes », se base sur l'étude de 185 individus à qui l'on avait prescrit des opioïdes forts. Après dix-huit mois, 5 sont morts par overdose, 33 ont sollicité des opioïdes d'autres prescripteurs, 25 ont augmenté les doses sans autorisation, 22 ont eu un usage abusif, 16 ont utilisé un autre opioïde en plus de celui prescrit et 23 patients ont été perdus de vue. L'article ne précise pas la nature, cancéreuse ou non, des douleurs. Les auteurs évaluent les comportements addictifs à 2-5 %, l'abus à 20 % et le mésusage à 40 %. Les résultats sont parfois contre-intuitifs comme les antécédents de violences sexuelles qui constituent un facteur de risque chez les femmes mais pas chez les hommes.

souvent, si le médecin de famille prescrit un opioïde fort, c'est précisément parce que son patient demeure dans l'attente d'une prise en charge multidisciplinaire en centre de la douleur…

Dans ces centres antidouleurs, auxquels ont accès, rappelons-le, seulement 3 % des personnes souffrant de douleurs chroniques[10] – et souvent après des délais d'attente de six à neuf mois –, quelles peuvent être les alternatives aux opioïdes et, plus généralement, aux médicaments ? À côté de ces produits, nous y viendrons, il existe une panoplie de thérapies non médicamenteuses et les ressources de la neuromodulation. Aux États-Unis, ces alternatives non chimiques ont le vent en poupe. En mai 2018, la *Food and Drug Administration* (FDA) a lancé un ambitieux programme visant à stimuler le développement de nouvelles technologies. « Les dispositifs médicaux, y compris les dispositifs de santé numériques tels que les applications médicales mobiles, ont le potentiel de jouer un rôle unique et important dans la lutte contre la crise des opioïdes », déclarait le commissaire de la FDA. Néanmoins, s'il est une affection pour laquelle l'usage des opioïdes forts reste encore à encourager, c'est bien la douleur cancéreuse.

## La douleur cancéreuse est sous-traitée

Lors du diagnostic de cancer, 30-45 % des malades présentent des douleurs liées à cette pathologie. Ces chiffres grimpent à 75-90 % à un stade avancé de la maladie. En 2015, près de 150 000 de nos compatriotes sont décédés au terme de cette longue et douloureuse maladie – comme il est d'usage de la nommer – et 385 000 Français ont eu à affronter ce redoutable diagnostic. Les cancers de la prostate, du sein, du côlon-rectum et du poumon ayant été les plus fréquents.

Ces chiffres font du cancer le plus grand pourvoyeur de douleur. Si dans le traitement de la douleur chronique non cancéreuse la prescription de morphine, on l'a vu, peut être dangereuse, qu'en est-il dans la douleur cancéreuse ? Quatre cent mille, c'est le nombre de personnes à qui l'on dépiste annuellement, en France, un cancer (de quoi peupler une grande métropole comme Toulouse ou Nice) et presque trois millions, si l'on comptabilise tous les individus traités ou ayant été traités pour cette pathologie, soit largement plus que la population parisienne[44]. La majorité de ces malades, à un moment de l'évolution de leur maladie, ressent des douleurs en lien avec la tumeur et ses métastases ou en raison du traitement et les deux tiers à un stade avancé de la maladie.

En 2017, le *Livre blanc de la douleur* révélait un « sous traitement » dans 61 % des cas précisant que la « prise en charge pharmacologique de la douleur liée au cancer, selon les référentiels de l'OMS, permet de soulager efficacement, y compris en fin de vie, 75 % des patients en phase palliative et 90 % des patients tous stades confondus »[10]. Un pas de géant avait pourtant été réalisé entre 1983 et 1996 avec une prescription de morphine multipliée par douze[25]. Cependant, depuis plus de deux décennies, les chiffres stagnent. Comment peut-on, en 2021, expliquer ce fossé considérable entre notre capacité à soulager – aussi bien médicamenteuse que technique – et la mise en œuvre de ce soulagement ?

Incontestablement, cela rejoint la problématique plus générale, déjà abordée, de l'accès aux médecins de la douleur et de l'insuffisance du maillage territorial en structures antidouleur. Les douleurs cancéreuses comptent parmi les plus intenses et les plus complexes et, de ce fait, elles requièrent une expertise spécifique dont le médecin de famille peut se trouver démuni. Ajoutons à cela que les liens entre centres anticancéreux et antidouleur sont inconstants.

Autant la prudence est de mise dans la prescription de morphine dans les douleurs chroniques non cancéreuses – dont l'efficacité demeure controversée au-delà de douze semaines[45] –, autant elle reste insuffisante chez les malades en proie à une néoplasie. L'une des raisons, en particulier lorsque la maladie est avancée, est l'appréhension du médecin traitant face au risque de surdosage, un danger réel chez ces malades dont les reins ou le foie fonctionnent parfois mal et qui, dans le même temps, requièrent des doses importantes d'antalgiques. Si le maniement de ces molécules peut s'avérer délicat pour le médecin de famille, il l'est moins pour le spécialiste de la douleur ou de soins palliatifs. On en revient à l'insuffisance criante de ces médecins ainsi qu'à la saturation et la disparité territoriale de ces centres.

Parfois, même entre les mains les plus qualifiées, la prescription d'antidouleurs possède ses limites. Car, lorsque l'on augmente les doses – dans le jargon médical on appelle cela une « titration » –, un autre péril guette : celui de voir les effets secondaires, comme la somnolence, les troubles comportementaux, les nausées et vomissements, l'emporter sur les bénéfices de l'analgésie, voire, chez 10 à 15 % des malades, l'impossibilité de soulager malgré des doses très élevées d'antalgiques[46].

*La « tech » et le coquillage*
*contre les douleurs du « crabe »*

La technologie peut aider à sortir de cette impasse dramatique. Savoir qu'il existe, notamment en fin de vie, presque toujours des moyens efficaces pour soulager est fondamental. Un contrôle de la douleur, au stade ultime de la vie, est une manière apaisée de répondre au débat sur l'euthanasie.

La « tech » rime ici avec diffusion « intra-thécale » c'est-à-dire répandre le médicament, directement, sur la moelle épinière afin que la morphine aille baigner ses propres récepteurs. En court-circuitant le flux sanguin – avec la dilution et l'élimination rénale qui y sont inhérentes – les doses d'opioïdes peuvent ainsi être divisées par cent pour un effet équivalent à celui de la morphine en perfusion !

La circulation cérébrale du médicament s'en trouve réduite, atténuant de ce fait, les effets désagréables sur la vigilance, le comportement ou même la personnalité. Ce dispositif, d'autre part, autorise l'arrêt des perfusions intraveineuses de morphine, ce qui restitue de l'autonomie au malade. Enfin, au stade ultime de la vie, on doit être en mesure de profiter, autant qu'il en est possible, des échanges avec l'entourage et pouvoir, plus que jamais, rester « soi-même ».

Quel est le principe de cette diffusion intrathécale ? Il s'agit d'un petit cylindre de titane contenant un réservoir rempli de morphine ultraconcentrée relié à une minuscule pompe. Ce condensé de 150 grammes d'électronique est implanté dans la paroi de l'abdomen. Le dispositif va diffuser son produit par un minuscule tuyau en direction de la moelle épinière. La mise en place du matériel se fait sous anesthésie générale.

Outre l'avantage d'amplifier considérablement les effets de la morphine – tout en minimisant ses effets néfastes –, cette pompe permet de recourir à d'autres drogues efficaces contre la douleur, mais ne pouvant être transportées par le sang, tels que les anesthésiants, mais aussi une molécule singulière, le ziconotide.

Cette substance provient d'un venin foudroyant d'un coquillage des mers du Sud, le *Conus magus*[47]. En laboratoire, cette neurotoxine mortelle s'est avérée cent, voire mille fois plus puissante que la morphine[48] ! À des doses infimes et directement sur la moelle épinière, elle perd ses effets létaux et possède des propriétés antalgiques remarquables – en particulier, lorsque la morphine échoue – dans les douleurs neuropathiques[49]. Cet antalgique, venu des profondeurs de l'océan, diffusé grâce à cette pompe, permet d'arracher des malades à des douleurs tenaces. Autre avantage, la thérapie est adaptable, le patient muni d'une télécommande est en mesure de s'administrer une dose supplémentaire lors de l'exacerbation de ces douleurs, pendant un soin notamment.

Ce dispositif implanté, à l'efficacité indéniable, est remboursé, en France, depuis 2009. La Haute Autorité de santé (HAS) précise qu'il est « recommandé en cancérologie lorsqu'un syndrome douloureux n'est pas contrôlé par 300 mg de morphine ou plus précocement* »[50]. Malgré cette recommandation claire, on déplore d'effarantes disparités entre régions. Si vous êtes de la région Île-de-France ou Provence-Alpes-Côte d'Azur, vous aurez environ cinq fois moins de chances de bénéficier de cette thérapie que si vous êtes des Pays de la Loire ! ** On regrette aussi que cette technique efficace soit souvent proposée trop tard dans l'évolution de la maladie[50]. Précisons tout de même que la mise en place d'une pompe ne peut s'envisager que dans un centre expert doté d'un plateau technique adapté.

### *D'autres médicaments de la douleur*

En définitive les opioïdes demeurent sous-utilisés dans la douleur cancéreuse et tendent à être de plus en plus discutés dans les autres douleurs chroniques,

---

* Dans les cancers pelviens, du pancréas et le syndrome de Pancoast-Tobias.

** Quatre-vingt-sept pompes implantées en 2020 en Île-de-France (12,2 millions d'habitants), 60 en PACA (5 millions) contre 120 en Pays de la Loire (3,5 millions), selon les données du PMSI.

notamment neuropathiques. En dehors de cette grande famille d'antalgiques, de quoi dispose-t-on pour combattre les douleurs chroniques ?

En abordant directement les opioïdes faibles et forts – à savoir, les antalgiques de paliers II et III – nous avons sauté la première marche du podium. Le premier palier est occupé par des antalgiques plus faibles, comme le paracétamol, l'aspirine ou les anti-inflammatoires non stéroïdiens (AINS), ces molécules, très utilisées (78 % contre 20 % pour les paliers II et 2 % les paliers III[29]) méritent, néanmoins, quelques mises en garde. Il est intéressant de comprendre leur fonctionnement.

Absentes des gradins précédents, deux autres classes de médicaments existent : les antiépileptiques et les antidépresseurs. Initialement destinées à d'autres pathologies, nous verrons pourquoi ces deux familles se sont invitées dans le traitement de douleurs chroniques.

Une branche à part, enfin, dans l'antalgie chimique, est représentée par les traitements locaux avec les patchs d'anesthésiant ou de piment extrafort et les injections de toxine botulique. Nous détaillerons ces thérapies originales.

## Paracétamol, superstar

Le mot « paracétamol » vient de la contraction de *para*-acétyl-amino-phénol, vendu sous le nom commercial de Doliprane®, Dafalgan® ou d'Efferalgan®. C'est la molécule la plus prescrite en France ! Sans compter qu'on la retrouve, en association avec d'autres produits, dans plus de deux cents médicaments. Aux États-Unis, on a recours à une contraction différente qui donne « acétaminophène ». Si vous voyagez en Amérique du Nord et dans de très nombreux pays, il faudra demander sa forme commercialisée, le Tylenol®.

Le mode d'action du paracétamol demeure mystérieux. On pense que son intervention se situerait essentiellement au niveau de la moelle épinière et du cerveau car, contrairement à l'aspirine et aux AINS – dont la chimie est assez proche –, il ne possède pas d'action anti-inflammatoire. Dans le tissu inflammé – un abcès ou une foulure – on n'observera pas de diminution de la chaleur locale ni de la rougeur. Le paracétamol semble agir, bien plus haut, au niveau cérébral, sur ces fameux contrôles descendants de la douleur et s'appuie sur un neuromédiateur, la sérotonine. C'est toujours dans ces hautes sphères cérébrales que va s'effectuer son action antifièvre, en ciblant l'hypothalamus*, notre thermostat corporel.

Obtenu sans ordonnance, le paracétamol est très utile dans les petites douleurs. En cas de crise douloureuse intense, il sera efficace mais à condition d'être associé à un AINS ou un dérivé de la morphine. Depuis 2019, il est fait obligation d'apposer un logo « *Surdosage = Danger, dépasser la dose peut détruire le foie* » sur les

* Outre la régulation de notre température corporelle, l'hypothalamus est le centre de contrôle de fonctions telles que la faim, le stress, l'éveil ou la sécrétion hormonale.

médicaments à base de paracétamol. Dépourvu d'effets indésirables sérieux, il présente un seul risque grave : le surdosage. Contrairement à l'aspirine et aux AINS – éliminés par le rein –, lui, est métabolisé par le foie. Lors de cette digestion hépatique, le paracétamol va passer par une étape où il devient un déchet toxique, mortel pour les propres cellules du foie. Mais ce détritus dangereux, à base de radicaux libres, est rendu inoffensif par un antioxydant, le glutathion. En cas de surdosage, ce stock de glutathion peut s'avérer insuffisant ; les déchets du paracétamol vont s'accumuler et, peu à peu, détruire le foie, ce qui peut conduire à la mort. De la même manière, en cas de malnutrition, ou de jeûne, les réserves de glutathion fondent et mettent en péril le foie. Chaque fois que ce dernier est abîmé – cirrhose, hépatite ou consommation excessive d'alcool – la menace existe. Dans ces situations à risque, où la sécurité de ce vieux médicament est remise en question, la dose recommandée, chez un adulte, ne doit pas excéder deux grammes par jour.

## L'aspirine : 3 000 ans et toutes ses dents !

Un papyrus de 1500 av. J.-C. inventoriant les deux cents « médicaments » utilisés chez les Égyptiens mentionne l'écorce de saule comme remède contre la douleur et la fièvre. Hippocrate (460-377 av. J.-C.) conseillait la *salix* – « saule » en grec – contre les douleurs de l'accouchement. Au Moyen Âge, c'est le « principe des signatures » qui conforta cet usage. Dieu, regrettant d'avoir créé les maladies, offre aux hommes des remèdes qu'il a placés dans les végétaux. D'après cette théorie, soit l'aspect des plantes renseigne sur leur fonction soit le remède se trouve proche du mal. Ainsi la « pulmonaire » avec ses feuilles allongées en forme de poumons était utilisée dans les affections respiratoires, la noix, et ses cerneaux en forme d'hémisphère cérébraux, était bonne pour les maladies de l'esprit tandis que le colchique et son bulbe évocateur d'un gros orteil était recommandé dans la goutte.

Dans cette logique, le saule, « qui vit les pieds dans l'eau et n'est jamais malade », devait être bon pour les fièvres et les rhumatismes provoqués par l'humidité ! La décoction de saule – l'acide salicylique – sera efficace pour stopper la douleur et faire chuter la fièvre mais, parfois, au prix de graves brûlures d'estomac. Un chimiste allemand, Felix Hoffmann, dont le père souffrait à la fois d'ulcère gastrique et de douloureux rhumatismes, décide de se pencher sur la question. Il va synthétiser dans son laboratoire du groupe Bayer® un produit dont l'acidité est, en partie, neutralisée par une molécule d'acétyle : l'acide acétylsalicylique. Le groupe allemand dépose la marque Aspirine* en 1899. Le succès est fulgurant et planétaire. Une vingtaine d'années plus tard, lors du traité de Versailles, les Alliés vont

* « A » pour « acétyle », « spir » pour « spirée », le nom scientifique de la reine-des-prés (une grande herbe dont les feuilles proches de celles du framboisier contiennent, comme le saule, de l'acide salicylique). Enfin, « ine » est un suffixe fréquent de la pharmacopée : codéine, quinine, digitaline...).

d'ailleurs exiger que le brevet allemand tombe dans le domaine public !

Contrairement au paracétamol – agissant plutôt au niveau du cerveau et de la moelle épinière –, l'effet de l'aspirine concerne tout l'organisme. En bloquant la « Cox », une enzyme qui transforme les débris des tissus endommagés – par un traumatisme ou une infection – en « prostaglandine », ce médicament va empêcher la formation de cette dernière. Or, la prostaglandine rend l'extrémité des terminaisons nerveuses encore plus sensibles. En diminuant la prostaglandine, l'aspirine réduit la « sensibilisation périphérique » et donc le ressenti douloureux. La compréhension du mécanisme d'action de l'aspirine revient au Britannique John Vane qui, pour cela, recevra le prix Nobel en 1982.

Vingt ans plus tard, on découvrira qu'il existe deux types de Cox. La « Cox1 » se retrouve habituellement dans les plaquettes – les cellules sanguines de la coagulation –, les rcins et le tube digestif qu'elle contribue à protéger. Tandis que « Cox2 » apparaît, lors d'une inflammation, au niveau du tissu lésé et dans notre système nerveux. C'est donc cette seconde qu'il faut neutraliser si l'on cherche à annuler spécifiquement les effets de l'inflammation.

En bloquant cette Cox2 dans le cerveau et la moelle épinière, l'aspirine possède, en plus de ses effets périphériques, au niveau de la zone inflammatoire, une action cérébrale dite « centrale ». Elle réduit ainsi la « sensibilisation centrale » à la douleur. C'est en circulant dans notre cerveau et en bloquant la formation de prostaglandine que l'aspirine vient également agir au niveau de l'hypothalamus, notre thermostat, et diminuer la fièvre.

Un curieux personnage va nous faire découvrir une autre propriété de l'aspirine : Raspoutine. L'académicienne Hélène Carrère d'Encausse raconte dans *Les Romanov* comment le « moine fou » va s'imposer auprès de Nicolas II en s'occupant de son fils hémophile. « Au chevet de l'enfant malade, ses pouvoirs semblent se vérifier : la souffrance s'éloigne. Une explication rationnelle existe : Raspoutine faisait jeter au feu les remèdes prescrits par des médecins désarmés, et le plus propre à apaiser les souffrances intolérables du tsarévitch n'était-il pas l'aspirine, découverte en 1899 ? Or, si l'aspirine calme la douleur, elle aggrave les saignements, donc les épanchements qui pèsent sur les organes de l'enfant. L'initiative de Raspoutine supprimant l'aspirine a donc eu des effets bénéfiques, et l'on ne peut non plus nier qu'il ait exercé sur le tsarévitch une influence apaisante. »

Cet effet anticoagulant est lié au blocage, par l'aspirine, de la Cox1. Une fois bloquée, cette dernière ne peut plus produire le « thromboxane », un cousin de la prostaglandine. Cette molécule, lors du dommage d'un tissu, intervient dans la réaction de défense, elle permet d'obstruer les brèches des vaisseaux en mobilisant les « rustines » circulant dans le sang que sont les plaquettes. Si vous vous coupez en ayant pris de l'aspirine, le saignement durera plus longtemps.

Si les propriétés anticoagulantes de l'aspirine peuvent être utiles dans les suites de certaines pathologies, comme l'AVC ou l'infarctus, afin d'éviter de nouveaux caillots, ce médicament sans ordonnance possède une seconde tare qui, cette fois, ne nous offre aucune contrepartie bénéfique : son agressivité pour le tube digestif.

Car si l'acidité de l'aspirine est en partie neutralisée, nous l'avons vu, par l'acétyle, elle reste une menace pour l'estomac, toujours à cause de cette Cox1. En bloquant cette enzyme, les prostaglandines de l'estomac vont se raréfier. Or, ces molécules sont indispensables à la sécrétion du mucus qui tapisse et protège les parois du tube digestif de l'acidité des sucs provenant de l'estomac.

Pour résumer, l'aspirine possède trois cordes à son arc : des propriétés antidouleur, anti-inflammatoires et contre la fièvre. Néanmoins ses effets indésirables sur la coagulation, le tube digestif mais aussi les reins incitent à la précaution. On a coutume de dire que si, aujourd'hui, elle venait à être commercialisée elle n'obtiendrait probablement pas son autorisation de mise sur le marché (AMM). C'est sans doute la raison pour laquelle, depuis une dizaine d'années, les ventes de paracétamol ont détrôné – avec une augmentation de plus de 50 % en dix ans – l'aspirine. Mille cinq cents tonnes restent encore consommées annuellement en France !

## Les « AINS »

« Anti-inflammatoires non stéroïdiens ». Étrange manière de définir un produit par ce qu'il n'est pas ! On distingue en effet cette famille des AINS d'un autre groupe d'anti-inflammatoires plus puissants et proches d'une hormone naturelle dite « stéroïde » : le cortisol. Les « corticostéroïdes » sont produits par une petite glande située sur chaque rein : la surrénale. Chacun connaît des médicaments qui dérivent de cette hormone, comme le Solupred® ou le Cortancyl®. Si les corticoïdes ont une action anti-inflammatoire supérieure aux AINS, ils ne possèdent, en revanche, pas le moindre effet contre la douleur dès lors qu'elle n'est pas liée à l'inflammation. Cependant, les corticoïdes ont l'avantage de combattre les phénomènes allergiques ou immunitaires. C'est la raison pour laquelle ils sont prescrits dans l'asthme ou pour combattre le risque de rejet lors d'une greffe d'organe.

Les premières générations d'AINS étaient assez proches de l'aspirine et pratiquement tout ce que nous venons d'expliquer à son sujet s'applique à ces AINS, à l'exception toutefois de l'effet anticoagulant moindre qu'avec l'aspirine.

Nous venons de le voir, c'est à la fin des années 1980 que l'on isola deux enzymes impliqués dans la réaction inflammatoire : la Cox1 et la Cox2.

Bloquer la Cox1 entraîne des effets néfastes – comme les ulcères digestifs ou une insuffisance rénale – tandis que le blocage de la Cox2 a un effet anti-inflammatoire. Cette découverte déclencha une féroce compétition dans l'industrie pharmaceutique. Il fallait mettre au point *la* molécule capable de bloquer uniquement la Cox2. Cet anti-inflammatoire dépourvu d'effet digestif posséderait l'immense avantage de pouvoir être prescrit dans des pathologies au long cours comme l'arthrose ou la polyarthrite sans risquer de transformer le tube digestif en une longue passoire. Des recherches qui débouchèrent en 1999 sur la découverte du Vioxx® puis du Celebrex®.

*Un procès à 4,85 milliards de dollars*

L'année suivante, une étude baptisée VIGOR, portant sur des milliers de malades, va être lancée afin de comparer la tolérance intestinale du Vioxx® à celle d'un AINS classique, le naproxène. Le risque d'accident digestif grave est diminué par deux avec le Vioxx® mais d'une manière inattendue, cette étude publiée dans le prestigieux *New England Journal of Medicine* rapporte des taux d'infarctus cardiaque et d'AVC quatre fois plus élevés qu'avec le naproxène... Le laboratoire Merck® va pourtant présenter cette nouvelle molécule comme un anti-inflammatoire miracle à grand renfort de publicité auprès des médecins et, aux États-Unis, auprès des patients. Parfois, il s'agira même de falsification voire de pure mystification, comme avec l'anesthésiste S. Reuben, baptisé le « Madoff médical », qui publiera plus d'une vingtaine d'essais cliniques, tous inventés, sur les bienfaits des « Cox2 »[51] ! L'un des rédacteurs de la revue *Anesthesia & Analgesi*a, qui avait publié certains des papiers, affirme que ces « *fake-meds* » ont joué un rôle majeur dans le marketing de ces nouveaux AINS[27].

Rapidement, la molécule va devenir un « blockbuster » avec des ventes annuelles de 2,5 milliards de dollars. Des instructions seront données, par le géant pharmaceutique, aux visiteurs médicaux afin de minimiser ce risque cardio-vasculaire. Ainsi apprend-on d'un ouvrage de l'OMS hébergé sur le site de la HAS, que « les délégués médicaux de l'entreprise ont distribué des brochures qui ne mentionnaient pas les résultats cardio-vasculaires parus dans l'essai VIGOR du *New England Journal of Medicine* ; au lieu de cela, ils présentaient diverses études inferieures sur un plan scientifique (ayant des nombres de sujets inadéquats et/ou une conception médiocre) qui prétendaient montrer que les utilisateurs de Vioxx® avaient un risque inférieur de crises cardiaques au lieu du risque bien plus élevé qui était, lui, bien réel[52] ».

Prescrit jusqu'en 2004 à des millions d'Américains, le Vioxx® sera reconnu responsable, selon la FDA, de 88 000 à 139 000 crises cardiaques en cinq ans. En 2007, le laboratoire acceptera un accord à l'amiable de 4,85 milliards de dollars afin de régler la majorité des 26 600 plaintes portées contre lui.

## Les antidépresseurs : baisser la sensibilité de l'alarme

« La douleur se nourrit de pensées sombres, n'en offrez que de gaies[1] », recommandait M.-A. Petit. Douleur et dépression font bon ménage. Souvent, on est amené à se demander si c'est la dépression qui fait le lit de la douleur chronique ou l'inverse. « Quand on est mal, on a mal et lorsqu'on a mal, on est mal », a-t-on coutume de dire.

On admet que 30 à 50 % des patients avec des douleurs chroniques souffrent de dépression, contre 10 % dans la population générale. Dès que le premier antidépresseur a été découvert, dans les années 1960, des malades, déprimés, souffrant de douleurs chroniques en ont bénéficié. Très rapidement, un effet antidouleur indépendant de celui pouvant être lié à l'amélioration de l'humeur a été observé[53]. En d'autres termes, la diminution des douleurs ne résulte pas uniquement de l'atténuation de la dépression mais bien d'un réel effet antalgique. Pour comprendre cette efficacité sur la douleur, il faut avoir à l'esprit que dépression et douleur partagent certaines voies anatomiques et plusieurs neurotransmetteurs : la dopamine, la sérotonine et la noradrénaline[54]. Ces deux dernières mettent en activité notre usine d'opium naturel située à la base du cerveau. Les endorphines, sécrétées par cette région, appartiennent à notre « contrôle descendant » qui vient combattre la douleur au niveau de la moelle épinière*.

Les antidépresseurs comptent donc parmi les médicaments incontournables dans le traitement des douleurs chroniques, tout particulièrement la clomipramine (l'Anafranil®), l'amitriptyline (le Laroxyl®) et la duloxétine (le Cymbalta®**). Toutes les douleurs neuropa-

* À cette action centrale s'ajoute, vraisemblablement, une action « anti-NMDA » que nous aborderons dans les pages suivantes consacrées à la kétamine.

** Dans *La Vérité sur les médicaments* (Pocket, 2018), l'historien et philosophe M. Borch-Jacobsen revient sur le lancement de cette molécule qui a été « markétée pour la dépression avec thiques – notamment celles faisant suite à un zona ou un diabète – peuvent en bénéficier, mais également certaines douleurs de la face, la migraine, les lombalgies, la fibromyalgie, et bien entendu toutes les douleurs ayant de fortes répercutions sur le moral.

### *La fibromyalgie*

Voilà une maladie qui demeure énigmatique. Touchant trois femmes pour un homme, elle se caractérise par des douleurs diffuses* avec, très souvent, des troubles du sommeil, une fatigue permanente, des maux de tête ou des troubles digestifs et une dépression. Encore controversée, cette maladie, reconnue comme une affection rhumatismale**

---

algies, puis, pour la fibromyalgie, parce qu'il s'agissait de marchés vierges, non encombrés par la concurrence et nullement parce qu'il s'agissait de maladies en mal de traitement ». Il explique que « les marketeurs de Lilly avaient en effet établi qu'il n'y avait pas de compétition sur ce marché de la part des autres antidépresseurs ».

* Ces douleurs sont réveillées par la pression des doigts (en exerçant une force de 4 kg/cm$^2$, c'est-à-dire jusqu'à ce que l'ongle devienne blanc) sur au moins onze points répartis sur des régions musculaires ou articulaires (colonne vertébrale, omoplate, hanche, cuisse, abdomen...).

** Aujourd'hui, la fibromyalgie n'appartient pas à la liste des affections longue durée (ALD30). La présidente de Fibromyalgie France, Carole Robert, nous précise que les patients qui en souffrent peuvent néanmoins obtenir l'exonération du ticket depuis 1992 par l'OMS et comme une maladie à part entière depuis juin 2019 (dans la catégorie « Douleur chronique primaire ») a longtemps été considérée comme un désordre psychologique. On considère aujourd'hui que les manifestations d'anxiété ou de dépression sont davantage la conséquence que la cause des douleurs. L'absence de « marqueurs » biologiques, génétiques ou de signes radiologiques spécifiques fait que des médecins se divisent encore sur la véritable existence de cette pathologie. On pourrait résumer cette maladie à une hypersensibilité à la douleur, autrement dit un « dérèglement du thermostat de la douleur ». Cet abaissement du seuil de tolérance à la douleur proviendrait d'une perte d'efficacité des « contrôles inhibiteurs descendants » résultant d'interactions complexes entre des perturbations hormonales ou de neurotransmetteurs associée à des causes de stress externes telles que des difficultés socioprofessionnelles ou familiales. Des troubles du système sympathique et immunitaire ont également été avancés dans cet abaissement du seuil douloureux, et souvent un événement a précédé le tableau. Il peut s'agir d'une douleur prolongée, d'un traumatisme

modérateur sur le hors-liste (AD31) sur la base d'un traitement prolongé d'une durée prévisible supérieure à six mois et une thérapeutique particulièrement coûteuse. À la question « Pensez-vous que la fibromyalgie devrait être inscrite sur la liste des trente affections de longue durée (ALD 30) ? » posée à 469 sondés, 64 % ont répondu « oui » et 36 % « non ».

– physique ou psychologique (choc affectif, maltraitance…) –, d'une maladie infectieuse, d'une perturbation hormonale – comme la ménopause ou une chimiothérapie –, d'une maladie neurologique – comme la sclérose en plaques – voire d'un problème de sommeil.

Depuis sa reconnaissance par l'OMS, il y a presque trente ans, des milliers de recherches scientifiques ont été lancées. Tour à tour, ces études ont pointé le rôle de la génétique (car certaines familles sembleraient plus prédisposées), du système nerveux autonome (lié aux effets du stress), des muscles (en raison d'un manque d'oxygénation musculaire), des nerfs (avec une altération de minuscules nerfs), de l'inflammation… En définitive, aucune explication, à elle seule, ne tient la route.

La prise en charge est globale, associant éducation thérapeutique, rééducation physique (activité physique adaptée…), psychothérapie (thérapie cognitivo-comportementale…) et médicaments (antalgiques, antidépresseurs et autres psychotropes). La neuromodulation peut également être utilisée avec la TENS[55,56] et la stimulation magnétique transcrânienne[57,58].

À la différence de tous les médicaments évoqués précédemment, qui doivent être pris en cas de douleur, cette classe de molécules se caractérise par une action de fond. Pour être efficaces, les antidépresseurs nécessitent une prise régulière indépendamment de la survenue des accès douloureux. Souvent mal tolérés, ils exigent une augmentation de posologie très progressive au risque que les effets indésirables obligent à interrompre le traitement. « *Start low, go slow* », ont coutume de dire les Anglo-Saxons.

La fatigue, des vertiges ou une importante sécheresse de la bouche peuvent apparaître avant même que les effets bénéfiques se fassent sentir. « Les antidépresseurs imipraminiques sont des produits pharmacologiquement "sales", c'est-à-dire qu'ils agissent sur plusieurs cibles, ce qui leur confère plusieurs effets y compris indésirables centraux et périphériques », précise le Professeur A. Eschalier, pharmacologue et spécialiste renommé de la douleur[59]. Au niveau « central », c'est-à-dire à l'étage du cerveau, cela pourra se traduire par une augmentation de l'appétit – et donc par une prise de poids –, de la confusion ou de la somnolence. Une équipe bordelaise de l'INSERM évalue à 4 % les accidents corporels de la voie publique associés à cette seule classe médicamenteuse, en particulier en début de traitement[60].

Les troubles sexuels ne sont pas rares et concernent environ un tiers des patients, qui souffrent généralement d'une baisse de leur libido. L'action périphérique, autrement dit sur le reste de l'organisme, se manifestera par une sécheresse de la bouche, des sueurs ou de la constipation. Une petite consolation à tout cela, la prise de duloxétine (Cymbalta®) donne parfois des rêves érotiques, voire un coup de fouet à la libido. « Avec ma femme, c'est désormais un truc de fou ! », confie un patient.

*Un rapport bénéfice sur risque insatisfaisant*

Quelle est l'efficacité des antidépresseurs sur la douleur chronique ? Prescrits dans de nombreux tableaux douloureux, c'est surtout dans la douleur neuropathique qu'ils s'illustrent. Une large étude internationale, dans ce type de douleur, a montré, en moyenne, qu'il fallait traiter 3,6 sujets par l'amitriptyline (Laroxyl®) pour qu'un seul soit soulagé de plus de 50 % et jusqu'à 6,4 patients pour la duloxétine (Cymbalta®)[6]. Ce « nombre de sujets à traiter » (NST) * permettant d'obtenir chez un malade une diminution de moitié de l'intensité de la douleur est un indicateur statistique précieux pour évaluer l'efficacité de médicaments et les comparer entre eux.

Comment explique-t-on ces résultats si décevants des antidépresseurs dans la douleur ? Il semblerait que certains facteurs génétiques – jouant notamment sur l'expression d'enzymes métabolisant les antidépresseurs – le sexe, l'âge, l'association à d'autres médicaments, voire la consommation de tabac influent sur l'efficacité de ces molécules[61].

Parallèlement à l'efficacité, le risque de complications peut également être évalué, exactement sur le même principe que le NST. C'est le nombre nécessaire pour nuire (NNN). Il est de 13,4 patients pour l'amitriptyline et de 11,8 pour la duloxétine. Autrement dit, une douzaine de malades environ peuvent être traités avant que ne survienne un effet indésirable grave. Précisons

* En anglais : « *Number needed to treat* » (NNT).

que cet indicateur statistique ne tient pas compte, par définition, des effets indésirables « non graves » évoqués précédemment qui pourtant « pourrissent » la vie des patients telles la prise de poids – dont se plaignent plus volontiers les femmes – ou la libido en berne – qui affecte davantage la gent masculine. Dans un récent ouvrage intitulé *Génération zombie, enquête sur le scandale des antidépresseurs*, la journaliste grenobloise A. Denoyel livre des témoignages poignants illustrant les effets indésirables de cette famille de molécules[62].

Malgré un ratio bénéfice/risque peu satisfaisant, les antidépresseurs demeurent depuis plus de soixante ans l'un des traitements de référence de douleurs neuropathiques[61]. Ils partagent ce titre avec une autre famille, un peu plus récente : les antiépileptiques.

## Les antiépileptiques : baisser le volume de la sirène

> Ce serait très bien si le médecin avait la possibilité d'essayer sur lui-même un grand nombre de médicaments. Il aurait une tout autre notion de leurs effets.
>
> Mikhaïl Boulgakov[21]

Pour comprendre l'utilité des antiépileptiques dans la douleur, on peut recourir à une métaphore. La douleur, c'est le dispositif d'alarme qui veille sur la maison « homme ». Les murs et les ouvertures de notre domicile – c'est-à-dire notre peau et nos muqueuses – sont bardés de capteurs. En cas d'intrusion, lors d'une blessure par exemple, les récepteurs s'activent et un message est transmis, *via* les fils électriques – nos nerfs –, au boîtier de l'alarme notre boîte crânienne. La sirène va se déclencher, nous alertant de l'intrusion afin d'y faire face. Nous retirons alors notre doigt de la plaque chauffante.

La douleur neuropathique, si l'on continue à filer la métaphore de l'alarme domestique, est pareil à une installation devenue défaillante où la sirène rugit en permanence, quand bien même il n'y a plus d'intrusion ! Le dysfonctionnement peut provenir de capteurs ou de nerfs abîmés – par un traumatisme ou une maladie – qui provoquent des « courts-circuits ». Cette sirène, aussi inutile qu'usante, va devenir assourdissante, abîmant le sommeil, sapant l'existence.

Sous antiépileptiques, le système nerveux devient moins excitable. Au lieu que l'alarme de la maison soit alimentée par 220 volts, elle passe à 24 volts, ce qui rend l'alarme, la douleur, moins assourdissante, plus tolérable. Une crise d'épilepsie, c'est une activité électrique anormale d'une région du cortex qui va entraîner une manifestation clinique, par exemple, des secousses convulsives. Les antiépileptiques contribuent à rendre les neurones moins excitables, ils les « engourdissent ».

Dans certaines pathologies, l'action des antiépileptiques relève parfois du prodige. Le plus spectaculaire, c'est, dans le cas de la névralgie faciale – une sorte de « foudre dans le visage » tellement violente qu'elle peut engendrer des idées suicidaires –, la carbamazépine, le Tégrétol®, qui, au moins au début, est un médicament

« miracle ». Malheureusement, son efficacité sera moindre, voire nulle, sur d'autres douleurs neuropathiques. Pour ces dernières, qui se manifestent par des sensations de brûlures, de décharges électriques, de fourmillements désagréables, on a classiquement recours à la famille des « gabapentinoïdes » représentée par deux molécules : la prégabaline (Lyrica®) et la gabapentine (Neurontin® *).

Pourtant, et bien qu'ils soient davantage prescrits que les antidépresseurs, leur efficacité apparaît moindre si l'on se réfère au fameux « nombre de sujets à traiter » (NST) pour obtenir un patient qui soit soulagé de moitié de sa douleur. Pour le Lyrica®, il est de 7,7 patients tandis que pour le Neurontin® de 8,3[6]. Plus sévère, une étude parue dans le *New England Journal of Medicine* a montré, dans le traitement des douleurs de sciatique au stade aigu ou chronique (après trois mois), l'absence de différence entre le traitement par le Lyrica® et un placebo après huit semaines de traitement[7] ! Le seul indice ayant permis de distinguer les deux groupes de patients aura été la survenue d'effets indésirables chez les malades ayant reçu le Lyrica®. Les plus communs sont l'étourdissement, les vertiges, l'augmentation de

* Le laboratoire Parke-Davis, commercialisant le Neurontin, a été condamné en 2004 à 430 millions de dollars d'amende en raison du marketing « criminel » autour de cette molécule. La FDA avait autorisé initialement ce médicament pour le traitement de l'épilepsie mais l'avait promu illégalement, auprès des médecins, contre le sevrage alcoolique, la migraine, la neuropathie périphérique et la maladie de Charcot[63].

l'appétit, la prise de poids, les troubles de l'érection, une vision floue et la somnolence.

Des effets, là encore, qui ne sont pas étrangers aux accidents de la route occasionnés par les médicaments psychotropes. Pour donner un ordre d'idées, une étude commandée par le Sénat américain[64] a démontré qu'un quart des accidents de camions étaient liés à cette grande famille médicamenteuse – responsable, par ailleurs, de 16 000 accidents de voitures chez les seniors[65]. En France, la conduite de poids lourds et de véhicules transportant des personnes (bus) est réglementée et interdit la prise d'antiépileptiques.

En consultation, les patients mentionnent également un sentiment étrange, et souvent récurrent : celui « de ne plus être soi ». Initialement approuvée par la FDA pour les douleurs de fibromyalgie, le Lyrica® reste un incroyable succès commercial avec, pour la seule année 2007, des ventes ayant atteint 1,8 milliard de dollars – en croissance annuelle de 30 % – pour 46 millions dépensés par Pfizer® en publicité[66].

### *Une fusée nommée Lyrica®*

Si le Lyrica® génère des effets indésirables, certains d'entre eux peuvent être recherchés, telles l'euphorie, l'ébriété ou la désinhibition. À forte dose, on observe des hallucinations visuelles et parfois l'impression de sortir de son corps. Ajoutons que la molécule, qui possède des vertus anxiolytiques, est prescrite par certains psychiatres dans les troubles anxieux généralisés. Ses propriétés psychoactives ont rapidement abouti à un détournement de son usage, notamment au Maghreb. Baptisée « Sarukh »* (« fusée » en arabe), en lien avec le « décollage » que le Lyrica® déclenche, ou bien « Taxi », en référence aux couleurs blanche et jaune des comprimés rappelant celles des taxis algérois, il semble que la popularité de cette drogue sur le marché français provienne de l'Algérie et de ses importants flux migratoires, notamment des jeunes parfois mineurs[67].

« M. R a commencé à 400 mg par jour de Prégabaline et a augmenté très rapidement les doses jusqu'à devoir prendre entre 2,5 et 4 g par jour pour se sentir bien. Il décrit un isolement progressif au domicile. Il se procurait le Lyrica® par le biais de sa mère médecin qui lui faisait les ordonnances. Il disait ne pas pouvoir arrêter plus de 24 heures sans qu'apparaissent des symptômes de sevrage semblables au sevrage opiacé : sueurs, douleurs articulaires, troubles gastro-intestinaux, insomnie. Les effets recherchés étaient un apaisement, une sensation d'engourdissement, de détente et une amélioration du sommeil. Dans ses antécédents, on retrouve une dépendance au cannabis depuis l'âge de 15 ans, une dépendance aux benzodiazépines et à l'alcool, sevrée depuis plusieurs années et une addiction aux opiacés. » Ce récit, extrait d'une thèse, d'un trentenaire suivi en centre de

* Des chanteurs de raï s'en sont emparés comme Cheb Djalil dans sa chanson « Takol Saroukh » qui signifie « elle mange la fusée », allusion à sa petite amie adepte du Lyrica®. Son clip a été vu plus de huit millions de fois sur YouTube.

toxicomanie, reflète bien les problématiques de poly-addiction et de sevrage rencontrées avec cette drogue[67].

Depuis mai 2021, en raison de l'augmentation importante du nombre de cas d'abus, de dépendance, de mésusage et d'ordonnances falsifiées portant sur la prégabaline, les conditions de sa prescription se sont considérablement durcies pour se rapprocher de celles de la morphine.

## La kétamine : effet bœuf pour une drogue de cheval

« Il est en mode poney », se dit d'un teuffeur sous l'emprise de la kétamine. L'usage du « K », du « Kéké », ou du « cheval » est apparu dans le sillage du mouvement techno, dans les années 1990, parfois associé à la cocaïne (devenant ainsi un CK, un « Calvin Klein » nous apprend un spécialiste, le romancier Frédéric Beigbeder[68]*). La molécule est prisée pour ses effets dissociatifs et hallucinogènes puissants. Mais avant de devenir cette « drogue à poney », la kétamine est utilisée comme anesthésiant en médecine humaine et vétérinaire – notamment pour les équidés. D'où ses sympathiques surnoms ! Dans la douleur chronique, cette molécule est appréciée car elle atténue le phénomène

* « Je reprends du K pour gravir un échelon supplémentaire vers l'égrégore [...]. On peut se détacher de son corps pour voyager dans les zones floues entre le réel et la fiction. Le phénomène de décorporation sous K est tout simplement la preuve de l'existence de l'âme. »

de « sensibilisation centrale »[69]. Nous avons déjà abordé ce mécanisme : à force de douleurs répétées – ou lors d'une administration prolongée d'opioïdes* – le système nerveux va amplifier les messages douloureux par le biais de certains récepteurs, ce qui contribue à la chronicisation de la douleur. La kétamine va bloquer le « NMDA », l'un des principaux médiateurs de l'amplification de la douleur qui est situé dans la moelle épinière, et va ainsi atténuer la douleur. Grâce à cette propriété « antisensibilisation centrale », la kétamine est fréquemment utilisée en anesthésie, après les chirurgies, pour diminuer la douleur, réduire la consommation d'opioïdes et prévenir la chronicisation des douleurs[70].

En France, malgré un niveau de preuve faible[71,72], les algologues y ont fréquemment recours dans les douleurs chroniques rebelles[73] et face à une hyperalgésie induite par les opioïdes. Ce stupéfiant est délivré par voie intraveineuse lente et uniquement lors d'une hospitalisation**. Cette surveillance médicale stricte est imposée en raison des risques d'hallucinations ou de désorientation. Pour toutes ces raisons, une évaluation psychologique est indispensable afin de ne pas exposer des personnes fragiles.

Précisons qu'en France, la kétamine ne possède pas d'AMM (Autorisation de Mise sur le Marché) dans la

* On nomme ce phénomène « hyperalgésie induite aux opioïdes ».

** Des études ont également démontré son efficacité dans les dépressions rebelles.

douleur chronique et peut donc être délivrée uniquement comme agent anesthésique. Néanmoins, la loi autorise qu'une spécialité pharmaceutique puisse faire l'objet d'une prescription « hors AMM » s'il n'existe pas d'alternative thérapeutique et que son utilisation est reconnue comme efficace et non dangereuse par la communauté médicale. Aujourd'hui, la Société Française d'Étude et de Traitement de la Douleur (SFETD) « couvre » cette pratique à condition que l'administration du médicament se fasse dans un cadre sécuritaire strict[74].

## De tout nouveaux médicaments locaux

*Un patch qui ne manque pas de piment*

Commençons par une anecdote. Une jeune femme de 22 ans, garde de sécurité, se présente aux urgences de Palo Alto, tenaillée par d'atroces brûlures vaginales. Sa détresse et ses hurlements de douleur rendent l'examen difficile et la situation semble d'autant plus incompréhensible que la patiente n'a jamais eu aucune douleur intime. La sagacité d'un Dr House viendra vite à bout de cette énigme : le contenu de sa bombe d'autodéfense, à base de capsaïcine, s'est répandu dans son sac au point d'imprégner le paquet de tampons hygiéniques qui s'y trouvait. C'est du lait en application avec un spéculum qui finira par la calmer*[75] !

---

* Pourquoi du lait écrémé ? Parce que la capsaïcine n'est pas hydrosoluble mais liposoluble. C'est la raison pour laquelle un yaourt soulagera davantage vos brûlures à la fin d'un plat épicé

Qu'y a-t-il de commun entre cette bombe d'autodéfense, le piment et un patch contre la douleur ? Tous trois contiennent de la capsaïcine, une molécule qui va venir titiller des récepteurs à la « chaleur douloureuse » et provoquer ce ressenti pénible. Cette famille de récepteurs, que l'on nomme « TRPV1 », a valu à leur découvreur, l'Américain Davis Julius, le prix Nobel de médecine en 2021. Situés à l'extrémité des fibres nerveuses de petit diamètre et sensibles aux modifications thermiques et à la douleur, ces récepteurs s'activent donc lors de brûlures au niveau de la peau ou sur les muqueuses, en cas d'exposition au piment.

En appliquant une concentration très élevée de capsaïcine, les récepteurs cutanés* de ces petites fibres nerveuses vont se retrouver saturés au point de ne plus pouvoir fonctionner pendant plusieurs semaines. Il s'agit d'une « désensibilisation à la douleur » qui peut persister jusqu'à trois mois. Cette manière de traiter « le mal par le mal » consiste à déposer, sur la région de la peau en proie aux sensations douloureuses, un patch durant une heure. Lors de l'application, le patient peut ressentir une sensation de cuisson, semblable à un coup de soleil.

---

qu'un grand verre d'eau fraiche. D'ailleurs, les restaurants indiens servent souvent une sorte de yaourt ou de lait fermenté !

* Le récepteur TRPV1 est activé par la température aux environs de 40°C et lorsque l'on mange des plats pimentés. Ce qui fait la différence avec les patchs, c'est la concentration record de la capsaïcine (8 %), qui n'est jamais atteinte même si l'on mange réunionnais ou jamaïcain.

Cette méthode est efficace chaque fois que la douleur chronique est circonscrite à un territoire bien limité comme après un zona, autour d'une cicatrice ou d'un moignon d'amputation. Malheureusement, ces emplâtres (Qutenza® en France) restent fort onéreux : il faut compter plus de 200 euros pour un patch de 14x20 cm ! Pour cette raison mais aussi parce que son maniement est délicat – il peut provoquer de grave brûlure oculaire lors d'un contact avec les yeux –, cette thérapie n'est disponible qu'en hospitalisation de jour à condition que l'indication ait été validée par un médecin de la douleur. Se pose, de nouveau, le problème du difficile accès aux médecins de cette spécialité.

*Du boudin au Botox*

Au XIX^e^ siècle, un fait divers secoue le duché de Wurtemberg, situé au sud-ouest de l'Allemagne actuelle. Lors d'un banquet de mariage, trente-six convives tombent malades et trois perdent la vie. La piste d'une toxi-infection alimentaire se précise. La maladie surviendrait à la suite de la consommation de charcuterie avariée et plus particulièrement de boudins. Le microbiologiste belge Van Ermengem va retrouver le bacille dans l'estomac des trois noceurs décédés d'une paralysie respiratoire. Il publie en 1896 un premier papier sur ce germe qu'il baptise « *bacillus botulinus* » – « boudin » se disant *botulinus* en latin.

La neurotoxine produite par cette bactérie est le plus puissant poison connu à ce jour ; moins d'un kilo suffirait à faire disparaître l'humanité entière ! Dans les années 1980, les propriétés de blocage de l'activité musculaire de la toxine botulique (*Botulin Toxin* en anglais, d'où le nom « *BoTox* ») seront utilisées pour traiter le strabisme de l'enfant lié à une hyperactivité des muscles oculaires. Et bien sûr en esthétique : en relâchant la musculature du visage, le botox atténue les rides.

Mais en plus de gommer les stigmates de vieillesse, la toxine botulique peut aussi estomper la douleur. C'est le cas de la douleur neuropathique où des micro-injections de toxine sur la zone douloureuse peuvent soulager durant environ trois mois. La toxine botulique n'agit alors pas au sein du muscle mais sur le nerf, en empêchant la libération de neuromédiateurs impliqués dans la douleur, et aussi, indirectement, sur les fameux récepteurs TRPV1 évoqués précédemment.

La toxine botulique s'utilise également dans le cas d'autres douleurs telles certaines migraines rebelles aux médicaments et les névralgies de la face ou la nuque. Parfois, lorsque la zone douloureuse est devenue trop sensible, ces injections sous-cutanées peuvent être réalisées sous inhalation de protoxyde d'azote. Le patient respire un gaz hilarant doté de propriétés antalgiques et anxiolytiques qui rend l'acte supportable.

### *Un gaz hilarant qui ne fait plus rire du tout*

Utilisé pour des actes douloureux (ponction, réfection de pansements, soins dentaires…) ou lors d'accouchements, le protoxyde d'azote* ($NO_2$) – comme le Lyrica®, la kétamine et les morphiniques – peut être détourné à des fins récréatives. Son action euphorisante rapide et les distorsions sensorielles qu'il provoque sont devenues prisées des étudiants, des lycéens et même des collégiens.

Ils respirent ce gaz par le biais d'un ballon après avoir « cracké » une cartouche. Bon marché et facilement accessible dans les commerces de proximité, ce gaz anesthésiant se retrouve dans les bombes de chantilly dont il sert de gaz propulseur. Les « teuffeurs » peuvent aussi se les procurer sur Internet sous forme de petites cartouches métalliques que vous avez peut-être aperçues le long de trottoirs de grandes agglomérations ou de lieux de deal[76].

Dans un premier temps, l'inhalation peut provoquer l'asphyxie par manque d'oxygène, des pertes de connaissance, une désorientation et des vertiges pouvant provoquer des accidents. En cas de consommations répétées et/ou à fortes doses,

* Ce gaz anesthésiant – très utile et connu depuis bientôt deux siècle – est mélangé à de l'oxygène et conditionné en bouteilles. En France, il est distribué sous les noms commerciaux d'Actynox®, d'Antasol®, d'Entonox®, de Kalinox® ou d'Oxynox®.

de sévères troubles neurologiques, psychiatriques voire cardiaques et hématologiques peuvent survenir. En agissant sur la vitamine B12, le « proto » détériore la myéline, c'est-à-dire l'enveloppe des nerfs, et la moelle épinière, une dégénérescence pouvant entraîner d'importants troubles de la sensibilité[77,78].

Malheureusement, dans le traitement de la douleur, la toxine botulique demeure onéreuse, mais son remboursement est désormais possible à la condition que le médecin justifie, par écrit dans le dossier du malade, son utilisation « hors AMM », c'est-à-dire en dehors de son autorisation de mise sur le marché (pour les spasmes musculaires).

## Chapitre 2

# Le mirage du cannabis

Le chanvre – *cannabis* en latin – est l'un des premiers végétaux domestiqués par l'Homme. Son usage psychotrope est attesté en Chine 2 500 ans av. J.-C., mais cette plante ligneuse est également utilisée depuis des millénaires pour la fabrication de tissus et de cordages. Au XIX^e siècle, la consommation était très importante : un trois-mâts utilisait, chaque année, 60 à 80 tonnes de chanvre pour les cordages et 6 à 8 tonnes pour les voiles.

Ses effets sur le psychisme, ses propriétés euphorisantes, relaxantes et hallucinogènes furent très tôt découverts et permirent des expériences magiques, religieuses ou sociales. Cet usage est indissociable de certaines traditions culturelles, notamment en Inde ou en Jamaïque. Avec près de 200 millions de consommateurs et 60 000 tonnes produites par an, le haschisch est aujourd'hui la première drogue récréative consommée sur la planète. Qu'en est-il de sa place, ou de celle de ses dérivés, dans le traitement de la douleur ? Le chanvre indien est mentionné dans la pharmacopée occidentale du XIX^e siècle essentiellement dans la douleur aiguë. Il sera progressivement remplacé par l'aspirine.

L'ivresse et l'assoupissement qu'il procure sont à comparer aux effets de l'alcool. Au sujet de cet autre analgésique également d'origine végétal, fruit de la fermentation de plantes, le chirurgien M.-A. Petit déclarait : « Le vin a toutes les qualités et tous les dangers de l'opium, il peut donc être administré dans tous les cas où l'opium semblerait convenir[1]. » L'alcool, ce « courage en bouteille », sera largement utilisé sur les champs de bataille pour des amputations expéditives.

### *L'alcool, faux ami de la douleur chronique*

Si les grognards étaient désarticulés par les chirurgiens napoléoniens* après un coup de gnôle, l'alcool augmente également le seuil de tolérance à la douleur chronique. Certains scientifiques affirment que son effet antalgique serait supérieur au paracétamol et comparable à celui de la codéïne ; deux pintes de bière réduiraient d'un quart la perception de la douleur[79]. Par ailleurs, en diminuant l'état d'anxiété, qui majore

* Parfois en moins d'une minute comme le chirurgien d'Empire, Dominique-Jean Larrey, qui, à la bataille de la Sierra Negra, amputa en une journée pas moins de deux cents blessés.

la douleur, l'effet antalgique des spiritueux est renforcé.

Tout cela explique pourquoi l'alcoolisme est plus répandu chez les patients douloureux chroniques. « Les buveurs de profession savent y trouver un remède à tous leurs maux[1] », observait M.-A. Petit. Car, malheureusement, pour qu'un effet intéressant sur la douleur se manifeste, la consommation journalière d'alcool doit être supérieure aux recommandations de l'OMS. Elle la limite à dix verres* d'alcool par semaine. Enfin, il faut garder en tête que la plupart des médicaments antalgiques font très mauvais ménage avec l'alcool.

## Le cannabis, un trousseau de clefs passe-partout

Notre corps possède ses récepteurs au cannabis et c'est pour cette raison qu'il est actif sur notre organisme car, si nous en étions dépourvus, le cannabis, qu'il soit sous forme de résine ou de fleur, n'aurait aucune action. Ces récepteurs sont de deux types : « CB1 » et « CB2 ». Il nous les faut détailler pour comprendre la portée du cannabis sur notre organisme en général et sur la douleur en particulier. L'énumération des structures dans lesquelles on les retrouve est

* Un verre standard contient dix grammes d'alcool pur, quel que soit le type de boisson alcoolisée (vin, bière, apéritif ou alcool fort).

rébarbative ; néanmoins, cette anatomie cérébrale nous renseigne sur chacun des effets du cannabis. Ce dernier est un trousseau de clefs et ses récepteurs des serrures. Chacun de ces verrous ouvre sur une action différente selon la fonction de la structure anatomique où il se trouve.

Ainsi, les récepteurs CB1 localisés au niveau du cortex préfrontal – structure impliquée dans les processus cognitifs – posséderont une action sur la cognition, ceux du cortex cingulaire – processus émotionnels – agiront sur les affects, ceux des noyaux centraux sur la locomotion, ceux de l'hippocampe sur la mémoire et ceux du cervelet sur l'équilibre. Les CB1, impliqués dans la douleur, sont renfermés au sein du thalamus, et de la moelle épinière[80].

Quant aux CB2, on les retrouve dans le système immunitaire et en particulier dans la rate, les amygdales, la moelle osseuse et les globules blancs du sang[81]. Au niveau des nerfs, les CB1 et CB2 sont présents. Si nous détenons ces deux types de récepteurs, CB1 et CB2, c'est que nous possédons nos propres « clefs » pour les ouvrir, ce sont les *endo*cannabinoïdes ; de la même façon que nous avons nos *endo*rphines.

Ce « chichon maison » sert de messager interne pour réguler, notamment, notre mémoire, notre appétit ou la douleur. Le cannabis, ce fameux trousseau de clefs, se compose de près d'une centaine de composés susceptibles d'ouvrir les verrous CB1 et CB2[81]. Les deux principaux sont le tétrahydrocannabinol – le fameux « THC » – et le cannabidiol, plus connu sous le nom de « CBD ». Selon la génétique de la plante, la quantité de l'un ou de l'autre varie.

Commençons par la clef « vedette », le THC. Composé le plus psychoactif du cannabis, il va pouvoir ouvrir les serrures des récepteurs CB1. Compte tenu de la localisation de ces derniers, cela va entraîner une altération de la concentration et des performances intellectuelles et, parfois, des troubles psychotiques, une euphorie – « l'ivresse cannabique » – et, pour ce qui nous occupe ici, une antalgie. Notons que le THC est aussi actif sur les CB2 et agit ainsi sur l'immunité et l'inflammation.

À l'inverse du THC, le CBD est indifférent aux CB1, il aura même tendance à les fermer à double tour ! Il est, de ce fait, dépourvu d'effets psychotropes. En outre, comme il vient ouvrir les serrures CB2, il possède une action sur l'immunité et donc l'inflammation. Par conséquent, il va diminuer les douleurs inflammatoires. Le CBD agit aussi à la manière de la sérotonine, un neuromédiateur qui intervient dans le soulagement de la douleur.

Par ses multiples actions sur notre système nerveux, le cannabis possède un indéniable effet antalgique, principalement dû au THC. Malheureusement, les nombreux effets collatéraux psychiques du THC viennent minorer son intérêt thérapeutique. Pour bien faire, il faudrait neutraliser toutes les serrures autres que celles utilisées, dans le cerveau, par la douleur. À cette limitation s'ajoutent les problèmes de tolérance, identiques à ceux des opioïdes, que nous avons déjà abordés[82].

## Quels sont les résultats du cannabis thérapeutique dans la douleur ?

Tout comme la morphine, un consensus médical a longtemps existé pour ne pas prescrire le cannabis dans les douleurs chroniques en raison des effets psychotropes et addictifs. Depuis une quinzaine d'années, le regard sur le « cannabis thérapeutique » devient moins sévère et les études cliniques se multiplient.

En 2015, une synthèse reprenant onze études scientifiques ayant comparé les cannabinoïdes à un placebo a démontré « un effet analgésique modeste » dans la douleur chronique non cancéreuse. Mais il est difficile de déterminer si ce faible bénéfice est à mettre au crédit d'un pur effet antalgique ou de l'action anxiolytique et hypnotique du produit[83]. En 2020, un travail identique portant sur dix-huit publications colligeant plus de quatre mille patients, conclut que, s'il existe dans les quinze premiers jours du traitement des « preuves modérées » sur l'efficacité du cannabis, au-delà « les preuves d'efficacité sont faibles »[84]. Dans le traitement de la fibromyalgie, les études sont plus décevantes tant sur l'atténuation de la douleur que sur l'amélioration de la qualité de vie[85].

Dans la douleur neuropathique, le nombre de sujets à traiter (NST) * au cannabis pour qu'un seul soit sou-

* Pour rappel, dans le traitement de la douleur neuropathique, ce NST est déjà décevant puisqu'il se situe entre 3,6 et 6,4 pour les antidépresseurs et 7,7 et 8,3 pour les antiépileptiques.

lagé apparaît plutôt désolant : il est de 13 dans le meilleur des cas[8] ! Enfin, selon son activité professionnelle, il peut être hasardeux de la poursuivre sous cannabis...

La Société Française d'Étude et de Traitement de la Douleur (SFETD) demeure réservée sur l'intérêt du cannabis comme plante antidouleur en raison « de la crainte d'une épidémie de cannabis qui pourrait remplacer l'épidémie d'opioïdes actuelle ; de la nécessité de mieux évaluer la concentration des différentes plantes disponibles ; de la nécessité de disposer d'études scientifiques robustes ; de la nécessité de former les personnels et les centres de la douleur ; du risque de voir la douleur servir de caution à un usage récréatif du cannabis* »[86].

En pratique clinique, on observe que le cannabis profite, en priorité, à des malades souffrant de douleurs liées à une lésion du cerveau ou de la moelle épinière associées à une spasticité, comme dans la sclérose en plaques. Dans son ouvrage *Le Cannabis médical, une nouvelle chance*, P. Douek – au double parcours de médecin et de patient souffrant de SEP – nous livre un témoignage et un plaidoyer prudent, bien documenté, de son usage pour « certaines maladies graves pour lesquelles les traitements conventionnels restent sans effet[87] ». *Le Petit Livre du cannabis médical* du Pr N. Authier, pharmacologue ayant présidé le comité

* À la question « Craignez-vous que la douleur chronique puisse servir de caution à un usage récréatif du cannabis ? » posée à 387 sondés, 33 % ont répondu « oui » et 67 % « non ».

scientifique pour l'expérimentation en France de ce produit, offre un éclairage objectif et utile sur ce futur médicament[88].

En France, le Dr F. Maamar est l'un des précurseurs de l'usage de cette famille de molécules. Il observe, dans son expérience clinique, pour certains types de douleurs, « des résultats encourageants pouvant aller jusqu'à 90 % d'amélioration ». Ce succès, précise-t-il, passe par une sélection pointue des indications. Pour nous donner un ordre d'idées, il évalue à moins de 1 % de la file active, au centre de la douleur de Fréjus et de Saint-Raphaël dont il est le responsable, les patients qui peuvent en bénéficier. Ce spécialiste de la douleur constate que, dans près de 30 % des cas, la survenue d'effets indésirables – principalement neuropsychiques, cardiologiques et digestifs – conduit à l'arrêt du traitement. Ce qui n'est pas négligeable.

S'agissant de la douleur liée au cancer, « il existe des preuves suggérant que le cannabis médical réduit la douleur chronique ou neuropathique chez les patients atteints d'un cancer avancé, cependant, les résultats de nombreuses études manquaient de puissance statistique », note une publication résumant cinq études cliniques[89]. En oncologie, précisons que le bénéfice du cannabis ne se limite pas à la douleur : il possède l'avantage de réduire les nausées et vomissements liés aux chimiothérapies. D'autre part, les patients en fin de vie ne sont pas concernés par les problématiques d'addiction ou d'incompatibilité des effets psychotropes avec la vie professionnelle.

L'appoint antalgique des cannabinoïdes dans certaines douleurs rebelles, comme celles en lien avec un cancer, un AVC ou une sclérose en plaques, ne doit pas être négligé. Il faut néanmoins être prudent vis-à-vis de l'enthousiasme, en tant qu'antidouleur, que soulève ces dernières années cette plante connue depuis des millénaires. Dans ses formes actuelles, la somnolence, les troubles de la mémoire, l'anxiété et le risque addictif en limitent son utilisation quotidienne chez la majorité des patients souffrant de douleurs chroniques, notamment tous ceux qui aspirent à poursuivre ou à reprendre une activité professionnelle.

## Un usage peut en cacher un autre ?

L'échec des médicaments, la volonté de recourir à un remède « bio » plutôt qu'à une solution chimique expliquent sans doute l'engouement actuel autour du cannabis médical et cette demande devenue de plus en plus pressante auprès des médecins généralistes ou des centres traitant la douleur chronique.

À cela vient s'ajouter le marketing tapageur orchestré autour du CBD que l'on retrouve dorénavant dans les vins, les sodas, les huiles, les bonbons, les produits cosmétiques, les gels antivieillissement… Les « CBD shops » fleurissent. Sur la vitrine de l'un de ces commerces, on pouvait lire au sujet des bienfaits du CBD : « aide à la digestion, renforce les neuroprotecteurs, augmente la concentration », et bientôt la réussite au permis de conduire ou le retour immédiat de l'être aimé ? Le lobbying du cannabis est puissant et, parfois, fait fumette de tout bois...

Car le cannabis récréatif – ou « bien-être » – est un enjeu sociétal important et un business juteux. Le marché mondial explose, les analystes estiment que le taux de croissance annuelle de ce marché devrait avoisiner les 30 % d'ici 2030. Ce business attise donc la convoitise des « *Majors* » du tabac, de l'alcool aussi bien que de la pharmacie[90]. Les agriculteurs ne sont pas en reste. Un de leurs représentants, le député J.-B. Moreau, déclarait : « Nous sommes prêts en Creuse pour expérimenter le cannabis thérapeutique. Cela doit être une première étape vers le cannabis bien-être qui présente des débouchés beaucoup plus importants pour nos filières agricoles et répond à la demande des citoyens[91] ! » À se demander, parfois, si le cannabis thérapeutique ne serait pas vu, pour certains, comme le « pied » dans la porte du cannabis récréatif...

En avril 2019, le « Syndicat national du chanvre bien-être » est devenu le « Syndicat national du chanvre », preuve que les mondes du cannabis « récréatif » et « thérapeutique » ne sont pas totalement étanches. Dans ce contexte, la tentation est grande de s'appuyer sur les millions de patients douloureux chroniques pour servir le développement du business. En France, avec 1,2 million de consommateurs réguliers, les adeptes du cannabis récréatif sont dix fois moins nombreux que les patients souffrant de douleurs chroniques.

Des effets psychoactifs réels, un risque majoré d'AVC ou de psychose ainsi que la dépendance limitent considérablement les bénéfices de l'effet antalgique du cannabis. Les recherches se portent donc sur des « cannabinoïdes » – nous l'avons vu, il en existe plus d'une soixantaine, en plus du THC et du CBD, dans le cannabis – qui cibleraient les récepteurs CB1 et CB2 situés à la surface des nerfs et non dans le cerveau. La découverte, ou le développement, de ce « cannabinoïde périphérique » constituerait alors un antidouleur de choix. Pour l'heure, une expérimentation a été lancée en France afin d'évaluer la « faisabilité du circuit de mise à disposition du cannabis médical ». Un ballon d'essai qui suscite, tout de même, des interrogations.

En avril 2021, la Société Française d'Étude et Traitement de la Douleur (SFETD), par la voix de sa présidente, le Pr V. Martinez, ne cachait pas son « inconfort » face à cette expérimentation dans laquelle sont impliquées plus d'une cinquantaine de structures antidouleur : « Nous affichons donc une attitude paradoxale pour une société savante : nous participons largement à cette expérimentation, tout en publiant parallèlement la même année des recommandations sur la prise en charge de la douleur neuropathique, qui affirment que pour le cannabis thérapeutique "les preuves sont insuffisantes et non concluantes". De plus, cette expérimentation va créer beaucoup d'attentes et d'espoirs chez de nombreux malades. Nous allons être confrontés à des demandes beaucoup plus nombreuses que celles que nous pourrons réellement contenter. Il y aura beaucoup de déception pour ceux qui ne pourront pas y avoir accès, et pour les heureux élus pour lesquels les effets escomptés ne seront pas au rendez-vous. Idéalement, le changement médical n'est pas motivé par la mode ou les pressions sociétales mais plutôt par des concepts d'efficacité et de sécurité, concepts qui devraient s'améliorer et s'affiner au fur et à mesure que de nouvelles données deviennent disponibles. » À la question « Que pouvons-nous attendre de cette expérimentation ? », la spécialiste de la douleur répond : « Probablement, la mise en évidence de profils de patients répondeurs ou encore des bénéfices ancillaires tels que des effets positifs sur le sommeil, l'anxiété ou encore des données sur la sécurité d'emploi. Quoi qu'il en soit nous devons rester prudents dans cet engouement, transparents vis-à-vis de nos patients et profiter de cette opportunité tout en restant libres d'arrêter l'expérimentation, en cas d'échec. »[92]

### *L'expérimentation française du cannabis thérapeutique*

Une expérimentation, portant sur près de trois mille patients, a débuté en 2021 sur « l'évaluation de la pertinence et de la faisabilité de la mise à disposition du cannabis thérapeutique en France ». Il ne s'agit pas de « joints sur ordonnance » mais de la mise à disposition de formes multiples : médicaments à effet immédiat (sublinguaux ou vaporisés) ou à effet prolongé (solutions buvables, capsules d'huiles...), cela avec plusieurs déclinaisons du ratio THC/CBD. Sont concernés les patients souffrant de douleurs neuropathiques réfractaires, de certaines formes d'épilepsie résistantes, dans des symptômes rebelles en oncologie (nausée, anorexie), dans des situations palliatives ou dans la spasticité douloureuse.

Malheureusement avec tant de formes de cannabis, tant d'indications et, surtout, en l'absence de groupe placebo, il est improbable que des preuves robustes émergent, enfin, sur l'efficacité de cette plante. Outre cette faiblesse méthodologique – que les organisateurs justifient en précisant qu'il ne s'agit pas d'un essai mais d'une expérimentation –, on peut déplorer que ce soit l'industrie du cannabis qui finance, en partie, l'expérimentation puisque c'est elle qui approvisionne en produit.

## Chapitre 3

# La révolution électrique

> Ne l'appréciez jamais par ce qu'elle vous paraît être mais par ce que le malade semble souffrir ; il n'est point de petite douleur pour celui qui souffre.
>
> MARC-ANTOINE PETIT, 1799[1]

Comme tous les processus cérébraux et nerveux, la douleur est un phénomène « électrochimique ». Des substances chimiques – les neuromédiateurs – vont ordonner ou interdire la transmission d'un signal électrique au travers des neurones. Ce processus mixte autorise deux types de traitements : le médicament, substance chimique – diffusant dans tout l'organisme – et la neuromodulation, un courant électrique – appliqué en un point du « circuit de la douleur ».

Nous l'avons détaillé, voilà près d'une trentaine d'années que la pharmacopée dans le traitement de la douleur chronique est au point mort et que les médecins recourent invariablement aux mêmes molécules : antiépileptiques, antidépresseurs et morphiniques. Aucune véritable découverte donc, si ce n'est, au fil des ans, celle des effets indésirables de ces classes médicamenteuses.

Tandis que la recherche dans l'antalgie chimique piétine, les progrès dans le soulagement « électrique » de la douleur, eux, s'emballent ! En trente ans, l'innovation technologique a été fulgurante. Pour cela, il suffit de comparer l'ancien téléphone – encombrant –, beige ou gris, des PTT à celui – intelligent – niché dans votre poche. La miniaturisation et la puissance électronique croissent de façon exponentielle. Les dispositifs de neuromodulation, eux aussi, sont aspirés dans le sillage de la « loi de G. Moore », une règle postulant que la puissance des microprocesseurs double tous les dix-huit mois. Cette théorie n'a jamais été démentie depuis la fabrication, dans les années 1950, du premier transistor.

L'univers de la neuromodulation, en perpétuelle expansion, offre de nombreuses techniques adaptées au type de douleurs. Chacun de ces traitements électriques va cibler une région précise de notre circuit de la douleur, cette voie complexe qui chemine de la surface cutanée jusqu'aux circonvolutions de notre cortex.

On peut différencier les dispositifs qui agissent à la surface du corps, comme la stimulation de la peau ou du crâne, de ceux implantés dans notre chair. Ces derniers, plus nombreux, sont capables d'interagir aussi bien avec nos nerfs, notre moelle épinière, nos ganglions nerveux, notre cortex qu'avec les profondeurs du cerveau. De plus en plus nombreux et efficaces, ces matériels – internes ou externes – de neuromodulation concourent au même objectif : annihiler le message douloureux – « bien branchée, la fée Électricité a l'électrode salvatrice ! » observe le neurologue et spécialiste de la douleur D. Valade[93].

Comprendre l'ampleur de cette révolution de la neuromodulation et l'avènement de cette nouvelle médecine pousse à revenir à sa genèse.

### *De la torpille au portillon*

Avant que nous soyons parvenus à la domestiquer, vers la fin du XVIII^e^ siècle, la fée Électricité vivait dans le ciel ou dans l'eau. Dans les cieux – avec la foudre – elle se montrait indomptable. Dans l'eau, en revanche, on pouvait l'approcher au travers de trois espèces de poissons. Car avec la torpille, l'anguille ou le poisson électrique, l'électricité perd de sa féerie mais se laisse capturer ! Tous trois produisent grâce à leurs organes électriques – dérivés des cellules musculaires – des décharges pouvant atteindre les 600 volts. Des « châtaignes » destinées à se protéger des prédateurs ou, inversement, à sidérer leurs proies pour les consommer.

Le premier écrit sur l'usage de cette électricité animale, pour soulager la douleur, apparaît en l'an 47 dans un traité de Scribonius Largus[94]. Le médecin de l'empereur romain Claudius y préconise, « pour d'insupportables et anciens maux de tête, l'application d'une torpille noire vivante à l'endroit de la douleur ». Il précise qu'« une fois l'engourdissement obtenu l'animal doit être retiré ». Au passage, on remarque que le nom latin de ce poisson – *torpedo* – nous a laissé la racine de « torpeur » à l'image de celle produite par la décharge électrique. Les propriétés de ce poisson méditerranéen devaient être connues bien avant si l'on en croit le grec antique – *ναρκη* (*narke*) – désignant ce poisson électrique qui nous a laissé un autre préfixe, narco-, qualifiant tout ce qui est propre à endormir. Scribonius, et après lui le célèbre médecin des gladiateurs, Galien[95], et le Bordelais Marcellus recommandèrent également l'électricité animale dans les douleurs liées à la goutte[96].

Les premiers condensateurs, à la fin du XVIII^e^ siècle, vont mettre en boîte la fée Électricité. Domestiquée, l'électricité confirmera son effet antalgique néanmoins encore très rudimentaire et l'on imaginera toutes sortes de machines électriques « voltaïques », « galvaniques » ou « faradiques ». Le Français G. Duchenne de Boulogne contribuera à populariser cette « électrothérapie ». Le neurologue en louera les mérites dans le traitement de l'angine de poitrine, de la sciatique ou des rhumatismes. Duchenne la comparera à des « espèces de saignées électriques » – la saignée demeurant, à l'époque, en vogue dans le traitement de nombreuses douleurs[97].

Le véritable acte de naissance de la neuromodulation, dans la douleur, remonte aux années 1960. Des techniques efficaces vont voir le jour grâce aux effets conjugués des progrès de l'électronique et d'une meilleure compréhension de la physiologie de la douleur. Deux neuroscientifiques, R. Melzack et P. Wall, livrent, à cette époque, une nouvelle grille de lecture du mécanisme de la douleur : la théorie du portillon*[98]. Disons qu'il existerait, à chacun des étages de notre moelle épinière, un filtre électrochimique capable de bloquer le message douloureux. Un phénomène d'autocensure de la douleur qui explique pourquoi nous nous frictionnons ou secouons notre membre après nous être cogné. « L'homme que frappe un accident subit, agite la partie blessée par des mouvements involontaires et semble indiquer à l'art le sujet d'une heureuse imitation », avait observé, deux siècles plus tôt, le chirurgien M.-A. Petit, qui conclut : « une douce agitation émousse le sentiment de la douleur[1] ».

## *La théorie du portillon*

Nous possédons deux sensibilités distinctes qui cheminent par des voies anatomiques séparées. L'une nous permet de percevoir la chaleur et la douleur – la sensibilité dite « thermoalgésique » – et l'autre – proprioceptive – pour détecter tout le reste : les caresses, les mouvements… À leur entrée dans la moelle épinière, ces deux voies empruntent une petite porte. Ce « portillon » électrochimique sophistiqué privilégie le passage de la sensibilité proprioceptive sur celle de la douleur.

* « *Gate control* » en anglais.

L'existence de ce « filtre » sensoriel explique donc pourquoi, lorsque nous recevons un coup, nous avons tous le réflexe d'agiter ou de nous frotter la région meurtrie. Les influx proprioceptifs provoqués par ces mouvements viennent « encombrer » le portillon, contrariant ainsi le passage des signaux douloureux.

En stimulant électriquement et en permanence les voies de la sensibilité proprioceptive au niveau de la peau, des nerfs ou de la moelle épinière, il devient possible de bloquer, en continu, le message douloureux.

Des recherches plus récentes montrent que ce filtre est infiniment plus complexe et que des informations descendant du cerveau viennent également contrôler l'activité de ce portillon. On dénomme cette action de notre cerveau sur la moelle un « contrôle descendant de la douleur ».

En 1967, deux ans après la parution de la théorie du portillon, toujours dans le très renommé journal *Science*, Wall publie une application thérapeutique de ce concept[99]. La stimulation électrique d'un nerf va permettre à quatre malades, souffrant de douleurs chroniques intenses et rebelles, d'éprouver un très net soulagement. Dans la foulée, la stimulation sera appliquée – selon le même principe et avec le même succès – directement sur la moelle épinière[100]. La technique bénéficie, à ce moment, de l'expérience technologique récente acquise dans le domaine des

« pacemakers » cardiaques. Elle va soulever un immense espoir. Il s'agit de la première technique chirurgicale, non destructrice, qui s'adresse à des douleurs pour lesquelles la médecine demeure en échec. En deux ans, aux États-Unis, près de huit cents patients souffrant de douleurs irréductibles seront équipés du dispositif[101]. Pourtant très prometteuses, ces procédures d'implantation vont végéter durant une vingtaine d'années. Un matériel onéreux, des neurostimulateurs encombrants, une stimulation électrique encore sommaire vont en limiter son adoption par la communauté médicale.

L'accélération technologique* que nous vivons – de la miniaturisation à la puissance de l'informatique embarquée –, associée à une compréhension plus fine de l'électrophysiologie de la douleur, ont remis en selle ces procédures et ouvrent de considérables perspectives.

De la surface de notre peau aux profondeurs de notre cerveau, nous allons remonter ce circuit de la douleur afin de comprendre les bouleversements auxquels nous assistons dans la prise en charge de la douleur chronique.

---

* Cette accélération rend, plus que jamais, indispensable la formation continue des médecins…

## *La stimulation de la peau*

Au commencement des voies de la douleur, on trouve les récepteurs nerveux et de petits nerfs disséminés sous notre peau. Leur stimulation électrique, par des patchs collés à la surface de la région douloureuse, peut entraîner une nette atténuation des douleurs chroniques. Aujourd'hui, la liste est longue des pathologies susceptibles de bénéficier de cette électrostimulation transcutanée, connue sous son acronyme anglo-saxon, la « TENS » : lombalgie, cervicalgie, sciatique, douleurs neuropathiques cicatricielles, douleurs d'un membre amputé, algoneurodystrophie, fibromyalgie, céphalée de tension, névralgie d'Arnold, douleurs périnéales, endométriose, douleurs d'arthrose (du genou notamment) et même la migraine[102].

### *La migraine*

« La tête est, de toutes les parties du corps humain, la plus fréquemment douloureuse ; elle paye cher l'avantage de loger l'organe du sentiment », écrivait M.-A. Petit[1], médecin de la Révolution. La tête est aujourd'hui moins prompte à rouler, mais elle demeure toujours aussi accueillante aux céphalées et – chez une personne sur cinq – à la migraine ! Si le terme, par un abus de langage, s'utilise souvent pour désigner des maux de tête, la migraine est une pathologie propre qui concerne une moitié du crâne, « l'hémicrâne » d'où, d'ailleurs, elle tire son nom. Cette céphalée, qui provient d'une excitabilité anormale des neurones favorisée par un terrain génétique, est souvent déclenchée par le stress et les modifications hormonales ou bien de rythme de vie (le saut d'un repas, une nuit d'insomnie, voire le début des congés).

Concernant 17 % de la population, son coût annuel pour la société française est faramineux – plus d'un milliard d'euros[103] – et l'on évalue à 15-20 milliards le nombre de jours de travail annuellement perdus en France à cause des migraines[10] !

Le traitement des crises migraineuses fait appel, avant tout, aux antalgiques de palier I et aux AINS. Si les crises résistent ou deviennent handicapantes, le médecin peut prescrire un traitement par triptans (famille de médicaments qui réduit la dilatation des vaisseaux sanguins cérébraux, à l'origine de la douleur). Lorsque les crises deviennent fréquentes, un traitement régulier peut être proposé afin d'en prévenir la survenue. Selon les caractéristiques de la migraine, il peut s'agir d'un traitement hormonal*,

* En particulier lorsque les crises sont rythmées par le cycle menstruel.

un bêtabloquant*, un antidépresseur, un antiépileptique, un antimigraineux spécifique**.

Si ce traitement de fond vient à échouer les « anticorps monoclonaux »*** peuvent être proposés****. Récents, ces anticorps bloquent une substance impliquée dans la survenue des crises, le « CGRP ». Sous forme de solution injectable en stylo, ils sont administrés, sous la peau, chaque mois. Onéreux, ces anticorps monoclonaux ne sont, à ce jour, pas remboursés par l'Assurance Maladie lorsqu'ils sont délivrés en pharmacie de ville. L'accès à ce traitement innovant demeure donc difficile.

Parmi les thérapies non médicamenteuses, la relaxation, l'hypnose, l'acupuncture et les thérapies cognitives et comportementales, ont fait preuve de leur efficacité. La neuromodulation ne doit pas non plus être négligée avec la TENS*****

---

* Classe de médicaments utilisée dans l'hypertension artérielle, l'angine de poitrine ou les troubles du rythme cardiaque.

** Comme le pizotifène (Sanmigran®), l'oxétorone (Nocertone®) ou la flunarizine (Sibelium®).

*** Tels l'érénumab (Aimovig®), le galcanézumab (Emgality®) ou le frémanezumab (Ajovy®).

**** Ils sont réservés, en prévention, aux adultes atteints de migraine sévère avec au moins 8 jours de migraine par mois, après échec d'au moins deux traitements préventifs et sans antécédent d'infarctus du myocarde, d'accident vasculaire cérébral, d'angor sévère ou de pontage coronarien. Ils doivent être prescrit par un neurologue.

***** Le Cefaly® est le plus connu de ces dispositifs car il est dédié spécifiquement à cette pathologie.

aussi bien dans le traitement des crises[104] qu'en prévention des migraines épisodiques[105].

Comme nous le précise le Dr A. Donnet, spécialiste de cette pathologie, à l'heure actuelle, il n'y a plus de place pour la stimulation par électrode implantée, même si des résultats initiaux avaient pu le laisser espérer.

La TENS tire son efficacité de l'addition de deux mécanismes antidouleur. D'une part, le blocage de la douleur selon la théorie du portillon : la stimulation des fibres nerveuses de la sensibilité non douloureuse bloque le message douloureux à son entrée dans la moelle épinière. D'autre part, ces signaux électriques déclenchent la production d'endorphines. La TENS favorise la sécrétion de cette « morphine maison », responsable d'un effet antidouleur généralisé.

Avec ce matériel, on ne s'expose à aucun effet indésirable (hormis de rares cas d'allergie aux patchs)*. Le seul risque véritable est que l'appareil soit inefficace et, pour cette raison, le dispositif est initialement prescrit sous forme d'une location remboursée par la Sécurité sociale durant un trimestre et renouvelable une fois. S'il soulage, on le conserve, sinon on le restitue à la pharmacie**.

---

* Les patchs ne doivent pas être collés sur le thorax en regard du cœur, ce qui risquerait d'en perturber le rythme.

** Selon l'un des fabricants, 60 % des patients achètent le dispositif au terme des six mois d'essai.

Ce dispositif a bénéficié, ces cinq dernières années, des retombées technologiques de la connectique sans fil. L'utilisation du stimulateur est devenue intuitive, les batteries ont gagné en autonomie et les patchs se sont diversifiés pour s'adapter aux pathologies douloureuses. Ces électrodes souples autocollantes adhèrent à la surface de la région douloureuse et le traitement se déclenche par une petite télécommande, voire par son smartphone*.

## Pourquoi un accès si difficile à une thérapie efficace et sans risque ?

Voici donc un petit boîtier antidouleur, simple à utiliser, d'une innocuité totale et dont l'efficacité dans le traitement de la douleur – qu'elle soit aiguë ou chronique – n'est plus à démontrer. Parée de tels avantages, il est surprenant que la TENS demeure si peu connue de nos concitoyens !

Cette diffusion restreinte tient à une réglementation pouvant paraître incongrue. Sa prescription en est considérablement limitée car elle ne peut être effectuée que par de rares médecins** ou bien au sein de

* Suffisamment exceptionnel – dans un univers de la neuromodulation dominé par les Américains – pour être mentionné, la TENS pilotée par un téléphone, l'Actitens®, est aujourd'hui proposée par une start-up française.

** La prescription (location, achat, renouvellement de l'achat) doit être réalisée par un médecin exerçant dans une structure spécialisée dans la douleur chronique (SDC) appelées également structures d'étude et de traitement de la douleur chronique ou centres antidouleur autant clairsemés qu'engorgés. L'explication à cette prescription restreinte serait que le bon usage de ce dispositif nécessite une information. À l'heure des tutoriels et d'autres outils performants d'éducation thérapeutique, il serait temps de lever cette restriction pour permettre une plus large diffusion de la TENS, sans compter que les kinésithérapeutes – familiers de cette technique – sont de précieux conseils. Il est digne du père Ubu de constater que la prescription de morphine puisse être réalisée par n'importe quel médecin tandis que celle de la TENS reste cantonnée à de rares spécialistes*. Pourtant, on ne peut incriminer d'éventuels risques de mésusage, de dépendance ou d'overdose pour restreindre l'usage d'un tel dispositif dont l'innocuité est avérée…

La dernière estimation officielle recensait environ 40 000 patients ayant reçu une ordonnance annuelle de TENS tandis que l'on évaluait à 4,5 millions les Français susceptibles d'en bénéficier[106]. À titre de comparaison, mentionnons qu'en 2015, 10 millions de Français ont reçu un antalgique opioïde sur prescription[29]. Par exemple, il a été observé que la TENS

---

un médecin ayant validé un diplôme universitaire de prise en charge de la douleur ou une capacité d'évaluation et de traitement de la douleur ou un médecin qualifié ayant validé un diplôme d'études spécialisées (DES) comprenant une formation à l'électrothérapie.

* À la question « Considérez-vous que la prescription de TENS devrait être ouverte à tous les médecins ? » posée à 318 sondés, 57 % ont répondu « oui » et 43 % « non ».

possédait un effet antalgique supérieur à celui d'antalgiques de palier II dans l'arthrose du genou[107].

La prescription de TENS est sans doute desservie par le caractère chronophage de sa prescription car, contrairement à la prise d'un comprimé, le médecin doit expliquer le fonctionnement de l'appareil, les programmes à utiliser, la localisation des patchs, la fréquence des séances... On pourra également objecter que la TENS possède ses inconvénients : les patchs peuvent se décoller (surtout en été, ou avec la sudation provoquée par l'exercice ou les médicaments), le dispositif reste visible et les câbles, s'ils dépassent, peuvent s'accrocher, par exemple, aux poignées de porte. Enfin, tout comme un médicament antalgique, il s'agit d'un effet à court terme : dès que l'on ne porte plus le dispositif, l'effet antidouleur peut se dissiper rapidement.

Des inconvénients qui peinent, tout de même, à justifier que moins de 1 % des patients douloureux qui pourraient en bénéficier y aient accès !

### *La stimulation sous la peau*

Parfois, la TENS est tellement efficace qu'il devient tentant de la porter en permanence. La transpiration – susceptible de décoller les patchs –, les phénomènes d'irritation ou d'allergie peuvent en limiter l'usage prolongé, en particulier la nuit. Si les douleurs sont intolérables, notamment au niveau lombaire, et que la TENS apporte un soulagement important, il est dorénavant possible de pérenniser cette action en implantant des électrodes directement sous la peau pour les relier à un neurostimulateur. Le tissu sous-cutané transmettant davantage le courant électrique que la peau, de fines électrodes peuvent produire le même effet que les patchs. Efficace dans la lombalgie chronique lorsqu'elle est bien soulagée par la TENS, la stimulation sous-cutanée demeure une technique confidentielle[108]. Des études récentes démontrent que ce dispositif pourrait aussi soulager le mal de dos non calmé par la TENS[109,110].

Très peu de centres antidouleur proposent cette technique dépourvue de risques importants. Cette offre insuffisante s'explique, probablement, par l'absence de codification tarifaire officielle pour ce geste. À ce flou réglementaire viennent s'ajouter le coût encore très élevé de ces dispositifs qui en freine pour l'instant la diffusion ainsi que les risques et contraintes inhérentes à tout matériel implanté.

### *La stimulation du nerf*

Pour explorer ces différentes cibles anatomiques de la neuromodulation, continuons notre parcours le long des voies de la douleur, qui nous mènera au cerveau. Après la peau et ses filets nerveux, on rencontre le nerf. Toujours grâce à la fameuse théorie du portillon, il est possible de bloquer une douleur en le stimulant électriquement[99]. Le fourmillement agréable provoqué par la stimulation vient alors se substituer à la sensation douloureuse.

Séduisante, la technique est plus difficile à mettre en œuvre que la précédente car il faut isoler le « bon nerf » dans la profondeur des muscles puis fixer, dans ces tissus mouvants, l'électrode. Aujourd'hui, les progrès de l'échographie facilitent ce repérage. Les anesthésistes ont fréquemment recours à cette technique d'imagerie pour identifier le nerf lorsqu'ils positionnent des « cathéters périnerveux » avant une chirurgie sur un membre. Ils réalisent ce que l'on appelle un « bloc nerveux », autrement dit une anesthésie chimique dans le territoire du nerf. Avec la stimulation nerveuse, en lieu et place de ce petit tuyau plaqué contre le nerf, on dépose un minuscule câble qui diffuse, non pas l'anesthésiant, mais un courant électrique. Une fois au contact du nerf, l'électrode est connectée à une puce se rechargeant par induction au travers de la peau[111]. Il s'agit là d'un procédé de choix après un dommage nerveux induisant des douleurs neuropathiques. Si le principe de la stimulation d'un nerf pour soulager une douleur est connu depuis plus d'un demi-siècle[99], son développement est plus récent. Pour que ces dispositifs deviennent performants, il a fallu attendre que la miniaturisation et l'informatique embarquée soient suffisamment avancées et que l'on dispose d'appareils d'échographie de qualité pour l'implantation[111,112]. Cette nouvelle génération de neuromodulateur ciblant le nerf demeure indisponible sur le marché français.

## Une électrode contre les céphalées

En dehors de la lésion d'un nerf, on peut recourir à la stimulation nerveuse dans certaines céphalées comme l'algie vasculaire de la face. L'algie vasculaire de la face compte parmi les douleurs les plus effroyables – tel un « tison enfoncé dans l'œil, une sensation d'arrachement ou de broiement du globe oculaire » – qui peuvent amener des pensées suicidaires[113]. Pouvant durer entre un quart d'heure et trois heures, elle s'accompagne d'un larmoiement, d'un œdème de la paupière, d'une impression de nez bouché. Cette céphalée est d'autant plus terrible qu'elle peut se renouveler plusieurs fois par jour souvent à heures fixes. Elle touche une personne sur mille, plus souvent des hommes entre 20 et 40 ans et fumeurs dans près de neuf cas sur dix.

Lorsque cette algie devient rebelle aux médicaments*, il est possible de placer sous la peau, à l'arrière du crâne et contre un nerf – le nerf occipital –, une minuscule électrode reliée à un neurostimulateur. Cette « stimulation occipitale » offre des résultats très encourageants chez ces malades en échec thérapeutique en proie à ces douleurs infernales[114]. Une récente étude nationale menée par l'équipe niçoise des

* Les triptans et l'oxygène peuvent être efficaces en cas de crise et comme traitement de fond afin de limiter la fréquence des accès : le lithium (utilisé dans la maladie bipolaire), l'indométacine (un AINS) ou le vérapamil (un antihypertenseur).

Prs M. Lantéri-Minet et D. Fontaine a montré – avec un suivi moyen de plus de trois ans – une diminution de plus de 80 % chez 59 % des patients[115]. Dans la névralgie d'Arnold – qui se traduit par des douleurs derrière une moitié de la tête et pouvant s'étendre vers le haut du crâne et jusqu'à l'orbite – la stimulation occipitale peut être utile notamment lorsque la TENS apporte un soulagement important. Une période de test, généralement d'une semaine avec une électrode provisoire, sera alors indispensable pour confirmer cette efficacité[116]. À noter que la stimulation occipitale est également en cours d'évaluation dans le traitement des migraines rebelles mais avec des résultats plus fragiles[117,118].

### *La stimulation de la moelle épinière*

Dans ce circuit de la douleur, entre le nerf et le cerveau, le message douloureux chemine sur un long tronçon : la moelle épinière. L'excitation électrique de cette structure, la « stimulation médullaire », compte parmi les traitements les plus efficaces dont nous disposons, à l'heure actuelle, pour combattre la douleur neuropathique, son NST étant proche de 2.

La stimulation électrique de l'arrière de la moelle épinière va permettre de « brouiller » la sensation douloureuse avant même que cette information n'ait gagné le cerveau. À la partie postérieure de la moelle se situent les voies de la sensibilité non douloureuse ;

en les activant électriquement, selon la théorie du portillon*, on bloque le signal douloureux. Par ce mécanisme, nous le savons, stimuler la voie de la sensibilité non douloureuse permet de diminuer les influx douloureux. Ce dispositif revient donc à administrer en continu une friction vigoureuse sur la région endolorie.

Le mécanisme de ce soulagement peine à s'expliquer, exclusivement, par cette seule théorie du portillon. Il est probablement beaucoup plus complexe. L'imagerie fonctionnelle – une technique d'étude qui dévoile l'activité des régions cérébrales – révèle des modifications de fonctionnement de notre cortex limbique lors d'une stimulation de la moelle. Ces zones qui s'allument à l'imagerie démontrent que notre cerveau des émotions intervient dans ce soulagement[119,120]. Ne l'oublions pas, la douleur est le fruit de deux sensations : une information sensorielle – qui nous renseigne sur la localisation et la nature de l'agression (« ce que je sens ») – et un affect désagréable (« ce que je ressens »). Diminuer cette émotion fâcheuse au sein du cortex limbique revient donc à gommer, en partie, le caractère déplaisant d'une douleur. Bref, cela devient l'équivalent d'une douleur sans souffrance !

Outre ses effets sur la sensibilité douloureuse, la stimulation de la moelle épinière pourrait bien avoir une action sur les circuits de la motricité. Ces dernières années, des travaux[221-123], aux États-Unis et à l'École polytechnique de Lausanne, ont permis à des patients

---

* Voir p. 97-98.

paraplégiques – dont la moelle épinière n'avait pas été totalement sectionnée par l'accident – de retrouver une station debout et de pouvoir marcher avec assistance. La stimulation électrique de la région de la moelle épinière commandant les jambes, couplée à un programme de rééducation intensif, a pour effet d'accroître la neuroplasticité et donc la récupération motrice.

## Une péridurale qui diffuse de l'électricité

La mise en place d'une électrode sur la moelle épinière est un geste simple proche de celui réalisé – près de deux mille fois par jour dans notre pays* – lors de l'accouchement : la péridurale. Après avoir introduit une aiguille en bas du dos, ce n'est pas un cathéter mais un très fin câble électrique qui est monté, à l'arrière de la moelle épinière** dans le canal vertébral. Rappelons que notre moelle est entourée d'une enveloppe fibreuse, la dure-mère, d'où le terme de « péri-durale ». Grâce à un contrôle radiologique, l'électrode va être positionnée à l'étage de la moelle épinière récepteur du message douloureux. Le malade – qui demeure éveillé lors de la procédure – est interrogé par le chirurgien pour s'assurer que le fourmillement

* Contre moins de deux mille fois par an pour la pose d'une électrode médullaire.

** Lorsque les douleurs sont complexes ou concernent, par exemple, les deux membres, on peut recourir à une électrode plus large, en palette, qui sera placée chirurgicalement, cette fois sous anesthésie générale.

agréable induit par le courant électrique et provenant de l'électrode se superpose bien à la région de sa douleur. Dès qu'une couverture adéquate de la région douloureuse est obtenue, l'électrode est connectée à un boîtier à l'extérieur du corps. Pendant une semaine se déroule alors une phase de test durant laquelle on vérifie que le dispositif atténue correctement la douleur. À l'issue de cette évaluation et si le soulagement est au rendez-vous – dans une très large majorité – l'électrode est reliée à un neurostimulateur, l'équivalent d'un pacemaker, puis insérée sous la peau.

Ce geste expose à un risque d'atteinte neurologique extrêmement faible. En revanche, les complications infectieuses sont plus fréquentes, aux alentours de 5 %, notamment chez les patients tabagiques ou diabétiques[124]. Lorsqu'une infection se développe, les antibiotiques en viennent à bout sans difficulté mais, très souvent, au prix de l'ablation du matériel. Une décision redoutable pour un malade qui, très souvent, se sent considérablement soulagé par le dispositif.

### *Un métissage homme-machine qui s'accélère*

Depuis vingt ans, la stimulation de la moelle épinière – à l'image du reste de la neuromodulation – capitalise sur toutes les avancées technologiques : miniaturisation, puissance informatique, durée de vie des batteries et biocompatibilité. Les électrodes, de plus en plus perfectionnées, permettent de délivrer une stimulation sur mesure, adaptée à la cartographie des douleurs. Les neurostimulateurs sculptent des ondes électriques toujours plus élaborées qui se rapprochent, peu à peu, de celles de la physiologie humaine.

Dorénavant, il n'est plus nécessaire de ressentir les fourmillements électriques du stimulateur pour que la douleur soit vaincue, la fréquence du courant devient si élevée que les trains d'ondes sont rendus pratiquement imperceptibles pour le patient. Aujourd'hui, les boîtiers, grâce à l'informatique embarquée, détectent même la position – allongée, debout, assise – afin de s'adapter aux activités du porteur. La durée de vie de ces appareils implantés s'est considérablement accrue et, dorénavant, la majorité de ces appareils se rechargent au travers de la peau. La dernière génération de dispositif est capable d'enregistrer l'activité électrique naturelle de la moelle épinière et d'ajuster la stimulation en fonction de ce qui a été capté[125] !

On le comprend, ces interfaces homme-machine se perfectionnent pour être oubliées, comme la douleur.

## Un accès laborieux à une thérapie efficace

En France, la Haute Autorité de santé réserve aujourd'hui ces dispositifs aux « douleurs chroniques d'origine neuropathique, après échec des alternatives thérapeutiques, secondaires à un syndrome douloureux chronique radiculaire ou tronculaire d'origine diabétique, zostérienne, traumatique ou chirurgicale, persistant depuis au moins un an »[126]. En d'autres termes, cela s'adresse à toutes les douleurs provenant de lésions de racines ou de tronc nerveux, ce qui concerne des centaines de milliers de personnes. La HAS précise « après échec des alternatives thérapeutiques », ce qui signifie que ces dispositifs demeurent cantonnés à une solution de « dernier recours »*.

Nombre de malades devront donc passer au travers de traitements psychotropes lourds – antiépileptiques, antidépresseurs et morphiniques – et souvent inefficaces, avant que cette thérapie, dénuée d'effets secondaires, puisse leur être proposée. Ces médicaments étant souvent très mal tolérés aux doses d'emblée efficaces, les escalades de posologies s'opèrent sur plusieurs semaines voire plusieurs mois et si le soulagement n'est pas obtenu, viendra le temps des associations de molécules…

* À la question « Considérez-vous, en France, que l'accès à la stimulation médullaire, dans le traitement de la douleur chronique, soit suffisamment rapide ? » posée à 173 sondés, 10 % ont répondu « oui » et 90 % « non ».

Ces longues périodes sous psychotropes n'ont rien d'anodines. Les troubles de concentration et les perturbations de l'humeur sont fréquents, avec cette impression de ne plus « être soi-même ». La conduite automobile, souvent, ne deviendra plus possible, rendant problématiques la poursuite des activités et l'insertion professionnelle.

Si après des mois, mais souvent des années, ce passage par le médicament s'avère infructueux, la solution de la stimulation médullaire sera envisagée à condition, toutefois, que la technique soit disponible, tous les centres n'en disposant pas – un problème criant d'inégalité d'accès aux soins sur lequel nous reviendrons.

Or, plus la douleur s'enracine au fil des ans, moins le résultat de la stimulation sera bon. Une étude a montré que 93 % des malades étaient soulagés lorsque l'implantation était advenue dans les trois premières années, un peu plus de la moitié après six ans et moins de 40 % au-delà de neuf ans[127]. Au niveau biologique, cela s'explique aisément : lorsque la douleur persiste, le système nerveux se « sensibilise », il devient de plus en plus réceptif à la douleur initiale mais aussi à toute nouvelle douleur. Les médecins nomment cela le phénomène de « sensibilisation centrale ». Sur la psyché, la douleur au long cours fait le lit de la dépression tandis qu'au niveau social, elle peut produire désinsertion professionnelle et isolement ; l'entourage se lasse et le conjoint « se casse ».

Citons à nouveau M.-A. Petit : « L'âme ne peut soutenir des émotions trop prolongées et se lasse de voir toujours souffrir. J'ai vu la négligence et le dégoût entourer le vieillard infirme et souffrant »[1]. On ne peut mésestimer que, si la douleur chronique est usante, elle l'est, tout autant, pour l'entourage et les aidants. Un soulagement efficace implique ainsi une prise en charge rapide pour enrayer cette spirale infernale aux conséquences biopsychosociales désastreuses.

Culture du médicament, défaut de formation des médecins à la douleur et aux technologies innovantes, saturation des centres de la douleur et offre insuffisante expliquent que nos concitoyens ont un accès cinq fois moindre à cette thérapie que nos voisins d'outre-Rhin ou outre-Quiévrain !

## Des économies malgré un dispositif coûteux

Pourtant, nous avons la chance que cette thérapie efficace et dénuée d'effets secondaires soit remboursée. La prise en charge de ce dispositif onéreux – près de 15 000 euros pour le couple électrode-neurostimulateur – atteste de la générosité de notre solidarité nationale.

Une largesse qui, de surcroît, est rentable ! Une étude menée dans neuf CHU français a montré que, même si le neurostimulateur représentait « un investissement conséquent, il aboutit à une réduction des coûts de santé sur le long terme si on le compare aux coûts des traitements entrepris au préalable »[128]. Après environ deux années d'utilisation, le matériel est « amorti » grâce aux économies de médicaments, de consultations, d'arrêts de travail. Malgré une « mise de départ » conséquente, les différents travaux médico-économiques demeurent largement favorables à cette thérapie[129-137]. Une récente étude fait état de 33 % de retour à l'emploi chez des patients qui « n'auraient pas repris le travail » autrement[138]. Pourtant, l'argument économique a souvent été mis en avant pour positionner cette thérapie en ultime recours. La faute en revient, vraisemblablement, aux outils de recueil des coûts de santé. Les frais ponctuels des dispositifs, quoique bien moins élevés, apparaissent beaucoup plus saillants que les dépenses, lissées et au long cours, de molécules éparpillées entre plusieurs classes médicamenteuses, nous y reviendrons.

Sans compter un paramètre très rarement pris en compte : tous les malades qui sont qualifiés par les Anglo-Saxons de NLF pour « *Not In the Labor Force* ». Une abréviation qui regroupe des dizaines de milliers de travailleurs incapables de reprendre leur travail en raison de la douleur ou des effets psychoactifs des médicaments. Sur un réseau social, une patiente confie : « Aucun traitement ne me soulage. Rien, mis à part une liste d'effets secondaires XXL… Alors je préfère souffrir, que souffrir et en plus souffrir d'effets secondaires. »

À l'arrière de ces boîtes, on trouve très fréquemment le pictogramme avec la mention : « Soyez très prudent. Ne pas conduire sans l'avis d'un médecin » ou tout simplement « Ne pas conduire ». Incapable de conduire, très souvent, la personne n'est plus en mesure de travailler. Ce coût indirect et exorbitant de la douleur n'est, pour ainsi dire, jamais pris en compte dans les études sur l'impact de la douleur chronique sur l'économie.

## *La stimulation d'un ganglion nerveux*

Dernière-née, en 2013, des techniques de neuromodulation, la stimulation du ganglion dorsal de la moelle épinière est proche, dans sa technique, de la stimulation médullaire[139]. L'électrode ne repose pas sur la moelle, mais s'enfonce dans un petit trou que l'on retrouve de part et d'autre de chaque vertèbre : le foramen. Dans cet orifice se situe le ganglion dorsal ; sa stimulation électrique va bloquer les influx douloureux qui y transitent. Pour que cette technique voie le jour, il a fallu que la miniaturisation de l'électrode soit suffisamment poussée pour parvenir à la nicher dans les quelques millimètres de diamètre de ce pertuis. Aujourd'hui, en France, cette technique reste limitée aux patients souffrant d'algodystrophie mais il est fort probable que cette indication s'étende, dans un proche avenir, à d'autres douleurs neuropathiques tant elle paraît prometteuse[140,141].

### *L'algodystrophie*

L'algodystrophie est une maladie douloureuse qui demeure mystérieuse. À la suite d'un traumatisme ou d'une chirurgie – et pour des raisons encore inconnues –, une extrémité d'un membre va se mettre à gonfler, chauffer et surtout devenir douloureux. À cette « phase chaude » de quelques semaines succédera une « phase froide » où le membre demeurera douloureux et dégonflera.

Ce « Syndrome Douloureux Régionale Complexe de type I », son nouveau nom, concerne une personne sur mille[142] et peut s'avérer extrêmement invalidant, la moindre mobilisation du membre malade devenant insupportable. Une kinésithérapie trop agressive – ou inversement trop lascive –, une immobilisation prolongée – ou à l'inverse non respectée – peuvent en favoriser la survenue. L'anxiété ou l'hyperactivité semblent indéniablement favoriser cette pathologie, ce qui la range, pour certains, dans la catégorie des affections psychosomatiques « exemplaires »[143]. Lorsqu'après la phase froide la douleur vient à se chroniciser, les techniques de neuromodulation sont des outils précieux que ce soit la TENS ou, après six mois d'évolution la stimulation médullaire voire la stimulation du ganglion nerveux. La thérapie du miroir et sa version plus élaborée, par réalité virtuelle, offrent des pistes complémentaires de traitement.

### *La stimulation du cortex cérébral*

Il n'est plus question, ici, de stimulation électrique mais de champ magnétique. Les électrosensibles risquent d'avoir les cheveux qui se hérissent !

L'application régulière, sur le crâne, d'un puissant aimant connaît un usage grandissant dans le traitement de la dépression mais aussi de la douleur chronique. Cette action antidouleur de la stimulation magnétique sur notre cortex et plus particulièrement du cortex moteur reste bien énigmatique. Car, tant qu'à magnétiser la tête de nos semblables pour atténuer leur douleur, il semblait logique de cibler leur cortex sensitif plutôt que moteur...

Et c'est d'ailleurs, à l'origine, ce qu'avait imaginé, il y a une trentaine d'années, le Japonais T. Tsubokawa[144] non pas avec un aimant mais avec une électrode. Partant de l'observation qu'une ablation de ce cortex sensitif avait soulagé certains malades, le neurochirurgien japonais a émis l'hypothèse que la stimulation électrique de cette région du cerveau pouvait conduire à un résultat similaire. Depuis les années 1980, on sait que la stimulation, à une fréquence élevée, d'une région du cerveau possède, parfois, un effet équivalent à celui de sa destruction*. Ainsi, après une minime découpe du crâne, une électrode a été placée à la surface du cortex sensitif de patients souffrant de douleurs neuropathiques insoutenables. Contre toute attente, les meilleurs résultats furent obtenus pour les malades chez qui l'électrode n'était pas positionnée exactement sur cette aire sensitive mais débordait en avant sur une région avoisinante, le cortex moteur.

---

* Il en est ainsi dans la maladie de Parkinson où la stimulation électrique d'un petit noyau hyperactif situé en dessous du thalamus – le noyau sous-thalamique – permet d'atténuer les mouvements anormaux.

Fort de ce résultat – tout autant encourageant qu'inattendu – Tsubokawa[145] décida, malgré tout, d'implanter des électrodes sur le cortex moteur de onze patients plutôt que sur leur cortex sensitif. Chez six d'entre eux, le chirurgien nippon assista rapidement à une disparition de la douleur tandis que pour les trois autres malades elle diminuait de 60 à 80 % ! La technique de stimulation du cortex moteur – ou « stimulation corticale motrice » – doit donc autant au hasard qu'à la sagacité du chercheur tokyoïte, une belle illustration de la « sérendipité ». Ces résultats, autant surprenants qu'encourageants, seront rapidement confirmés par une équipe suédoise et en France par le neurochirurgien J.-P. Nguyen[146,147]. Fruit du hasard, ce mécanisme antidouleur apparaît donc aussi obscur qu'inattendu.

Grâce aux études en imagerie fonctionnelle, on suppose aujourd'hui que la stimulation de ce cortex engendrerait une réorganisation des connexions entre les aires motrices, sensorielles ainsi qu'avec celles du cortex des émotions et de la base de notre cerveau, le tronc cérébral[148]. Des données qui donnent à penser que l'analgésie obtenue proviendrait d'une atténuation de la part émotionnelle de la douleur et d'une activation du « contrôle inhibiteur descendant » de la douleur au sein du tronc cérébral.

Si une cible cérébrale intéressante venait d'être mise au jour, la technique restait lourde. Elle impliquait une trépanation avec l'implantation de corps étrangers : électrode et boîtier de neurostimulation. Les chercheurs se mirent en quête d'une alternative moins invasive permettant de stimuler le cortex moteur sans avoir à ouvrir le crâne.

## Une drôle de bobine pour moduler l'activité neuronale

Comment interagir électriquement avec la surface du cerveau malgré la paroi osseuse qui s'interpose ? Un principe de la physique va permettre de contourner l'obstacle de la boîte crânienne : la loi de Faraday. Celle-ci stipule qu'une variation rapide d'un champ magnétique induit, à proximité, un champ électrique. Ainsi une bobine de fil de cuivre, posé sur le scalp, va émettre des impulsions magnétiques extrêmement puissantes – supérieures à celles que l'on rencontre dans un appareil d'IRM – qui, à leur tour, vont se transformer, quelques centimètres plus loin, en un champ électrique. C'est ce champ électrique, de quelques centimètres carrés, qui va modifier l'activité des neurones de la région. Selon les réglages de la machine, cette aire cérébrale pourra ainsi être activée ou bloquée. En pratique, l'appareil délivre des trains d'impulsions de quelques secondes, séparés par des pauses. Au total, plusieurs centaines ou milliers d'impulsions sont administrées, d'une manière indolore, à chaque séance.

En 1896, un médecin français, Arsène d'Arsonval[149], a été le premier à expérimenter ces effets de la stimulation magnétique sur le cortex cérébral en déclenchant des phosphènes – des points ou des taches lumineuses dans le champ visuel – chez un individu dont la tête était plongée à l'intérieur d'une bobine. Au début des années 1980, on commença à stimuler le cortex moteur et obtenir des mouvements des mains, mais au prix d'insupportables douleurs. En 1985, on parvint enfin à rendre la procédure indolore en affinant les paramètres de stimulation[150].

La technique était donc prête, à la fin des années 1990, lorsque les chercheurs furent en quête d'une technique non invasive permettant d'obtenir des résultats similaires à ceux de l'électrode implantée sur le cortex.

Aujourd'hui, l'appareil ressemble à une sorte de raquette reliée par un câble au générateur d'impulsions électromagnétiques. Toute la difficulté consiste à positionner une étrange raquette – qui focalise le champ électrique d'un centimètre carré environ – en regard du cortex moteur. Pour cela, deux méthodes existent. La première consiste, au début de chaque séance, à promener la raquette à la surface du crâne avec des impulsions élevées. Lorsqu'une contraction du pouce est observée, cela indique que l'on se situe en regard du cortex moteur. La seconde, plus efficace mais plus coûteuse, fait appel à la « neuronavigation ». Il s'agit d'une sorte de GPS cérébral, se basant sur une IRM cérébrale, qui permet de deviner la surface du cortex exactement comme si la calotte crânienne venait d'être enlevée ! La cure débute par des séances quotidiennes, d'une vingtaine de minutes, qui progressivement s'espacent pour devenir hebdomadaires puis mensuelles.

## Le retard français dans la reconnaissance de la « rTMS »

Avec le recul d'une vingtaine d'années, on considère que la stimulation magnétique permet de réduire l'intensité douloureuse d'au moins 30 % à 50 % chez près de la moitié des patients[58]. Cette technique non invasive s'adresse aujourd'hui aux personnes souffrant de douleurs neuropathiques voire de fibromyalgie.

Lorsque le tableau douloureux s'accompagne de dépression, une autre zone cérébrale peut être prise pour cible, le cortex dorsolatéral, une autre région du cerveau des émotions. On a recours de plus en plus fréquemment à la stimulation magnétique de ce cortex, localisé en arrière du front, dans le traitement de la douleur, mais surtout de la dépression.

Dans ces deux types de souffrances – physique et psychique – « les données scientifiques sont désormais robustes, plusieurs conférences de consensus et recommandations internationales convergent pour reconnaître les indications validées (dépression, douleur) », confirme un collectif de médecins dans *Le Monde*[151]. Ceux-ci déplorent que « les autorités sanitaires de nombreux pays (Allemagne, Canada, Israël, Nouvelle-Zélande, Australie, États-Unis, Tchéquie, Finlande) aient validé la rTMS comme outil thérapeutique, ce qui permet d'encadrer tant la pratique que la valorisation de cette activité au sein des établissements de santé, ce qui n'est toujours pas le cas en France ». Comme le regrettait un élu lors de sa question au Sénat, « malgré son utilisation croissante sur le territoire national et ses résultats probants, la rTMS n'a toujours pas reçu l'agrément des autorités sanitaires françaises et n'est donc pas prise en charge par la Sécurité sociale[152] ».

Quatre ans plus tard, c'est toujours le statu quo. Ce retard dans la reconnaissance officielle de cette thérapie innovante rend son remboursement, auprès des patients, problématique. Pour cette raison, les centres de la douleur, aussi bien privés que publics, tardent à s'équiper. Ils privent ainsi des dizaines de milliers de patients douloureux d'une solution thérapeutique efficace dont l'innocuité est reconnue, à la différence de la plupart des médicaments prescrits dans la douleur.

### *La stimulation de l'encéphale*

On pourrait l'appeler la « rTMS du pauvre ». La stimulation transcrânienne à courant direct (tDCS) est en effet beaucoup moins onéreuse – quelques dizaines d'euros contre plusieurs dizaines de milliers – mais repose sur un principe bien différent de sa cousine plus dispendieuse. Il ne s'agit plus de stimuler ou de bloquer une région par des « potentiels d'actions », mais de modifier l'état électrique de base des neurones, ce que l'on appelle leur « potentiel de repos », c'est-à-dire le seuil électrique à partir duquel ils peuvent être stimulés.

Une électrode positive est positionnée sur la tempe, en regard du cortex moteur, et l'autre, négative, sur le front. Comme dans la rTMS, le cortex préfrontal dorsolatéral gauche peut être pris pour cible avec, là aussi, un effet antidépresseur[153-155] démontré notamment dans les dépressions peu résistantes aux médicaments[156]. Ce dispositif simple et portable – que certains bricolent dans leur garage à l'aide d'un tuto – semble avoir un effet notable dans la douleur neuropathique, notamment celle faisant suite à la sclérose en plaques[157-159], même si celui-ci demeure inférieur à la rTMS[160].

### *La stimulation des profondeurs du cerveau*

Si la stimulation médullaire et la stimulation magnétique transcrânienne sont susceptibles de concerner des dizaines voire des centaines de milliers de patients douloureux chaque année, la stimulation cérébrale profonde demeure une technique confidentielle en raison de son caractère invasif. Cette stimulation d'un tout autre genre mérite néanmoins que l'on s'y attarde car elle nous renseigne sur certains mécanismes de la douleur. Une fascinante histoire qui nous mène des lobotomies d'après-guerre à la découverte du traitement chirurgical de la maladie de Parkinson.

La lobotomie, ou plus généralement la « psychochirurgie », est née dans les années 1940, à une époque où les neuroleptiques et les antidépresseurs n'existaient pas et où de nombreux pays, notamment les

États-Unis, étaient confrontés à une surpopulation asilaire. À cette période, le Portugais E. Moniz mit au point la lobotomie frontale, consistant à déconnecter chirurgicalement le cortex préfrontal du reste du cerveau. Le seul « bénéfice » à mettre au crédit de ce geste sera de « transformer les déments agités en déments calmes »[161].

Le neurologue et spécialiste de la douleur, Patrick Henry, témoigne : « J'ai rencontré au début de mon internat des patients qui avait été lobotomisés pour des douleurs rebelles (interruption chirurgicale des voies de la connexion à la face médiane des lobes frontaux). Les malades continuaient à ressentir la douleur, mais étaient devenus indifférents à celle-ci. À vrai dire, ils étaient souvent indifférents à tout et parfois réduits à l'état de zombie, d'où l'abandon de ce type d'intervention. »[162] Ce geste controversé valut pourtant à Moniz, en 1958, d'être couronné par le prix Nobel. Progressivement, la communauté médicale prit conscience des « délabrements de la personnalité » majeurs que provoquait ce geste grossier.

À partir des années 1960, psychiatres et neurochirurgiens se tournèrent vers des techniques plus précises faisant appel à la « stéréotaxie ». Autrement dit, une technique permettant d'accéder, par une aiguille, à n'importe quel point du cerveau par un système de coordonnées.

## *La stéréotaxie*

C'est un « touche-à-tout » génial, le Français Gaston Contremoulins[163] qui a conceptualisé la « stéréotaxie ». Ce jeune préparateur à la faculté de médecine de Paris est âgé de 26 ans lorsque les premières radiographies sont réalisées (le premier cliché du crâne nécessitera une exposition de huit heures aux rayons X !). Autodidacte, il est subjugué par cette invention et va imaginer un appareil capable de repérer, à partir d'une radiographie, une balle logée dans le crâne. Le jeune inventeur investit ses économies dans le projet et va même jusqu'à lancer, dans le journal *Le Temps*, un système de financement participatif (*crowdfunding*) lui permettant de réunir les 2 500 francs nécessaires à son entreprise.

Fin 1896, soit à peine trois ans après la première radiographie de l'histoire, son appareil est opérationnel. Le jeune prodige pose à la une de *L'Illustration* avec son invention. Un commentaire élogieux accompagne la gravure : « Le chercheur de projectiles de M. Contremoulins a tenu ses promesses. Il a déjà cherché et trouvé des balles que deux malheureux s'étaient volontairement logées dans la tête[164]. » Par un astucieux système de prise de coordonnées basé sur une radiographie, le jeune préparateur vient de jeter les bases de la stéréotaxie.

Son nom, pourtant, ne passera pas à la postérité. Sa technique destinée « à la guérison des maladies réputées incurables » sombrera dans l'oubli... Cinquante ans plus tard, deux Américains, Spiegel et Wycis, qui ne connaissent rien des travaux du génial Français, perfectionneront et populariseront la technique[165].

## Après la lobotomie, la stéréotaxie

Grâce à des techniques plus focales, la psychochirurgie enregistrera d'authentiques succès dans le traitement de la dépression, des troubles obsessionnels compulsifs (TOC) et... de la douleur. Certaines interventions de psychochirurgie qui s'attaquaient à des régions du cortex limbique – responsable de nos émotions – ont permis de spectaculaires soulagements, en atténuant la composante émotionnelle de la douleur. La « cingulectomie » a fait partie de ces gestes de « psychochirurgie de la douleur ». Eva Perón, égérie de l'Argentine, qui souffrait d'atroces douleurs cancéreuses, fut traitée, dans ses derniers jours, par l'une de ces interventions[166].

Après Contremoulins, mentionnons la contribution majeure d'un autre Français, J. Talairach. Ce psychiatre et neurochirurgien créera le premier atlas anatomique de stéréotaxie, permettant aux neurochirurgiens de localiser, avec une précision millimétrique, toute cible cérébrale. Résistant, quelques années auparavant, Talairach s'était illustré en dressant les plans des catacombes. Grâce à lui, l'armée de l'ombre a pu se déplacer, en secret, dans Paris aux mains de l'occupant nazi[167]. Avant de se diriger dans un crâne, le chirurgien de l'hôpital Sainte-Anne avait appris à s'orienter au milieu d'eux !

## Un geste répandu dans la maladie de Parkinson, mais peu dans la douleur

À partir des années 1990 et grâce à la contribution d'un autre neurochirurgien français, le Grenoblois A.-L. Benabid, un nouvel outil thérapeutique est apparu : la stimulation cérébrale profonde[168]. Chez un patient souffrant de la maladie de Parkinson, plutôt que de léser la zone cérébrale à l'origine du tremblement, on va stimuler électriquement cette région. En effet, le recours à des décharges électriques très rapides revient à bloquer son activité. Cette stimulation à haute fréquence possède deux avantages sur la destruction. D'une part, elle est réversible, ce qui signifie qu'il est possible de faire machine arrière si l'on rencontre une détérioration de l'état neurologique. D'autre part, son action peut être « dosée », autrement dit l'intensité de la stimulation va s'ajuster en fonction de l'état clinique.

En 2012, la stimulation cérébrale profonde a passé le cap des cent mille patients dans le monde. Dans la plupart des cas, cette stimulation cérébrale est implantée afin de traiter la maladie de Parkinson ou d'autres maladies du mouvement comme la dystonie ou le tremblement essentiel. La technique est aujourd'hui en cours d'évaluation dans plusieurs pathologies psychiatriques : la dépression, les TOC, le syndrome de Gilles de la Tourette, voire dans des indications plus controversées telles que l'anorexie mentale, l'addiction ou l'agressivité[169].

En 2014, une équipe d'Oxford a utilisé la stimulation cérébrale chez seize patients souffrant de douleurs neuropathiques rebelles[170]. Pour cinq d'entre eux, le résultat a été remarquable et un patient fut totalement délivré de sa douleur. Les chercheurs britanniques observent qu'en supprimant cette composante émotionnelle de la douleur, les patients ont le sentiment de vivre une douleur « qui ne les concerne plus ». Une étude clinique similaire se déroule actuellement en France, menée par le Pr D. Fontaine du CHU de Nice avec des résultats encourageants qui devraient bientôt être publiés.

Dans l'algie vasculaire de la face – à l'origine d'effroyables douleurs d'une moitié du visage –, la stimulation cérébrale profonde peut également venir au secours de situations « désespérées », lorsque les crises résistent aux traitements médicamenteux ainsi qu'à la stimulation occipitale. Face à cette impasse thérapeutique, une électrode peut être descendue au niveau de l'hypothalamus et connectée à un neurostimulateur[171,172]. Les études d'imagerie ont en effet démontré que cette minuscule région, au cœur du cerveau, abrite le « générateur » des crises d'algie vasculaire de la face[172,173].

## *Demain sera stimulant*

De la surface de notre peau aux profondeurs de notre cerveau, les cibles de la neuromodulation pour combattre la douleur se multiplient. Toutes les techniques qui viennent d'être détaillées sont propulsées par l'accélération logarithmique que connaissent les fameuses « NBIC »[174]. Les progrès des Nanotechnologies, Biotechnologies, de l'Informatique, des sciences Cognitives et surtout leur convergence sont en train de nous doter de redoutables armes antidouleur.

Ce métissage entre le tissu nerveux, le titane et le silicium devient de plus en plus intime tandis que les signaux électriques de synthèse se rapprochent, à grands pas, de ceux du vivant. On ne se borne plus à stimuler, mais l'on parvient à enregistrer l'activité électrique du tissu nerveux afin de délivrer, en temps réel, une réponse électrique qui tient compte de l'activité de la moelle[125] ou du cerveau[175]. Dans les années à venir, le terme de « stimocepteur » – ce mot-valise qui marie « stimulateur » et « récepteur » – nous deviendra familier.

Cette neuromodulation sur mesure s'oppose à l'usage du médicament. D'une drogue, on peut en modifier sa posologie et, au mieux, son mode d'administration, la gélule demeure identique quelle que soit la nature de la douleur. En neuromodulation, pour un même dispositif, d'innombrables combinaisons s'offrent au médecin pour une thérapie à la carte, autrement dit, qui s'ajuste à la douleur et au mode de vie. L'emplacement anatomique de l'électrode, la forme des ondes électriques, leur fréquence, leur intensité s'adaptent à la situation du patient. Le fonctionnement du dispositif peut varier, au gré des changements de position. D'autre part, pour que ce soulagement colle au plus près de son rythme de vie, le patient possède une télécommande qui lui donne la liberté de réguler cette neuromodulation. Il devient acteur de son traitement, une notion primordiale dans la prise en charge d'une pathologie et, tout particulièrement, de la douleur.

L'intelligence artificielle, couplée à la masse des données recueillies, permet dorénavant d'aiguiller vers la prise en charge la plus adaptée. L'équipe de neurochirurgie du Pr P. Rigoard au CHU de Poitiers compte parmi les pionniers mondiaux dans ce domaine[176]. Là encore les progrès deviennent exponentiels puisque ces neurostimulateurs – authentiques objets connectés – récoltent des informations sur notre rythme de vie, comme le temps passé debout, couché ou à marcher, qui alimentent les big data.

Le revers de cette médaille, en silicium, sera la possibilité que les neurostimulateurs puissent devenir, aussi, des mouchards, renseignant les assurances-maladie sur l'activité de leurs coûteux cotisants. C'est peut-être là l'un des rares risques auxquels nous exposent ces pacemakers mués en « *Peace*makers », autrement dit des boîtiers qui apportent un peu de paix…

### *Un accès toujours trop inégal*

Efficace, ajustable, dénuée d'effet secondaire et peu ou pas invasive, la neuromodulation demeure méconnue. Dépourvue des moyens dont dispose l'industrie pharmaceutique, elle peine à s'imposer face aux médicaments dont les limites et les effets indésirables sont, au fil des ans, de mieux en mieux documentés. À l'inverse des molécules qui connaissent une diffusion homogène grâce au fin maillage territorial de nos pharmacies, l'accès aux techniques de neuromodulation, lui, est extrêmement inégal[177]. Cette différence entre médication et neuromodulation confine même à l'allégorie !

D'un côté, la molécule qui diffuse dans tout l'organisme et sur la totalité du territoire grâce aux officines. De l'autre, la neuromodulation et son action anatomique focale qui ne sont accessibles qu'au travers de rares centres saturés.

Un éclairage économique et scientifique peut aider à comprendre cette surprenante différence d'accès entre les médicaments et ces thérapies innovantes.

## David contre Goliath

L'industrie du médicament dispose de moyens colossaux pour assurer le marketing de ses molécules et compte parmi les plus profitables de la planète. En janvier 2012, sa valeur boursière globale avoisinait les 1 200 milliards de dollars, la plaçant ainsi en troisième position – à égalité avec l'informatique – derrière le secteur bancaire-assurantiel et les compagnies pétrolières[27]. Le budget marketing, ou payer pour faire vendre, des laboratoires pharmaceutiques représente presque le double de celui alloué à la recherche et développement, la fameuse R&D[178]. Une promotion qui peut prendre la forme de publicités dans les médias professionnels, de mécénat de congrès organisés par les sociétés savantes, de subventions à des associations de professionnels ou de patients.

Les acteurs des Medtechs disposent, eux, d'enveloppes beaucoup moins conséquentes pour promouvoir leur matériel. Cette industrie récente ne bénéficie pas des « cash-machines » que représentent les molécules « blockbusters ». Les marges sont plus faibles ; la fabrication de ces matériels sophistiqués, associée aux coûts de formation des soignants à ces dispositifs, grève les bénéfices. Sur le terrain, tandis qu'ingénieurs et techniciens sont nécessaires au déploiement et aux réglages des dispositifs de neuromodulation, l'industrie pharmaceutique peut se restreindre à la force de vente de ses délégués médicaux.

S'ajoute à cela une rémunération peu favorable. La stimulation magnétique transcrânienne, par exemple, est dépourvue de codification, ce qui, en principe, empêche toute tarification. Autre illustration : pour la neurostimulation implantée, il existe un budget prédéfini au niveau national. Quelle que soit la diffusion de ces dispositifs, le montant de l'enveloppe allouée reste gravé dans le marbre. Pour les praticiens, la

« nomenclature » des actes de neuromodulation reste sous-évaluée*, ce qui restreint considérablement l'offre, en particulier en médecine libérale.

## Comparer l'incomparable

Ces handicaps financiers suffisent-ils à expliquer le faible recours à la neuromodulation en dépit d'un service rendu bien établi et d'une innocuité avérée ?

Pour expliquer cette discordance il faut comprendre la manière dont est évalué ce « service rendu ». Cette appréciation repose – et l'on s'en réjouit – sur la médecine fondée sur les niveaux de preuves : l'« *evidence-based medicine*[106] ». Cette médecine scientifique guide la nature des soins qui doivent être prodigués pour chaque pathologie. Elle hiérarchise les thérapies selon leurs niveaux de preuves obtenues lors d'études cliniques. Le nec plus ultra en est l'« essai randomisé contrôlé en double aveugle ». Il permet d'apporter une recommandation de « grade A ».

Pour la HAS, qui classe les articles selon trois grades (A, B ou C), la priorité doit être donnée aux traitements qui s'appuient sur le plus haut niveau de preuves, c'est-à-dire sur des études ayant permis d'exclure, le maximum de biais et notamment l'effet placebo.

---

* Pour donner un ordre d'idées, le prix de l'acte pour la mise en place d'une électrode de stimulation médullaire est de 167 euros. Ce montant est censé couvrir le geste du chirurgien, de son aide opératoire et tout le suivi durant quinze jours (réglages, visites...).

De fait, dans le domaine de la douleur – comme dans celui de l'insomnie ou de l'angoisse – l'effet placebo peut jouer un rôle considérable. L'évaluation rigoureuse d'une thérapie contre la douleur exige de pouvoir neutraliser ce « biais ». Ici réside la difficulté, voire l'impossibilité de comparer médication et neuromodulation avec les outils méthodologiques dont nous disposons.

### *L'effet placebo*

Les dictionnaires du XIX$^{e}$ siècle définissent le placebo comme « tout remède utilisé davantage pour plaire au patient que pour lui être réellement bénéfique », une explication qui nous renseigne davantage sur l'étymologie de placebo – signifiant en latin « je plairai » – que son mécanisme.

Quelle est donc cette illusion qui guérit ou tout du moins qui soulage ? On sait que le placebo sera d'autant plus puissant que le malade est convaincu de son efficacité. Pour cela, il est primordial que le médecin ou l'infirmière l'administre avec conviction[179]. L'empathie ou la réputation du médecin jouent également un grand rôle – « c'est le Pr Untel qui me l'a prescrit » –, mais également la voie d'administration : plus c'est invasif, plus cela aura de chances d'être efficace...

Ainsi avec une perfusion ou une injection intramusculaire, l'effet antidouleur sera davantage au rendez-vous qu'avec un comprimé. Plus c'est répété, mieux c'est et deux comprimés placebo se montreront plus efficaces qu'un seul ! Une étude[180] a également démontré que le coût du traitement a son importance : plus c'est cher, mieux c'est. Cette croyance est vraie pour l'effet antidouleur comme pour le reste ! L'effet placebo ne se cantonne pas à la douleur et l'on remarque que son action sera d'autant plus puissante que le symptôme entretient des liens étroits avec le psychisme. La dépression bénéficie pleinement de l'effet placebo tout comme l'insomnie. Le médicament placebo, en revanche, apportera peu dans l'équilibre d'un diabète.

Lorsqu'on évalue l'efficacité d'un médicament, et afin que son effet antalgique ne puisse être mis au crédit de l'effet placebo, on réalise une étude avec deux groupes de malades : l'un qui reçoit la véritable molécule et l'autre une pilule d'aspect identique, mais chimiquement inerte. Les patients ignorent ce qu'ils ont et le médecin qui prescrit ne sait pas non plus ce qui est administré. Cet essai en « double aveugle » – où ni le patient ni le médecin ne « voient » le vrai médicament – garantit « le plus haut niveau de preuves » d'efficacité d'un médicament antidouleur. C'est la référence, le fameux « *gold-standard* » de la médecine basée sur les preuves.

On le comprend, sauf très rares exceptions[181], il est très difficile – voire impossible – aux thérapies non médicamenteuses (psychothérapie, hypnose, neuromodulation, chirurgie...) de satisfaire aux exigences de ce type d'études. De fait, elles possèdent constamment un niveau de preuves inférieur – grade B ou C – dans cette implacable hiérarchie de la méthodologie scientifique. Sortis du « double aveugle », les résultats d'une étude seront considérés comme étant entachés des « biais » de la suggestibilité du patient (l'effet placebo) ou de la subjectivité de l'évaluateur.

Un article, satirique, du très sérieux *British Medical Journal* pointe les limites de ce « *gold-standard* »[182]. Les auteurs rappellent, après une étude minutieuse de la littérature scientifique, qu'en l'absence d'essais randomisés en double aveugle contrôlés par placebo sur l'usage du parachute (individus sautant avec ce matériel versus ceux sautant sans), ils ne sont pas en mesure de valider son utilisation lors d'une chute en altitude.

Se cantonner à baser son jugement, avant tout, sur les études en double aveugle expose à passer à côté d'énormément d'informations émanant de sources jugées moins fiables : observation clinique, utilisation historique et empirique, essai ouvert... Un niveau de preuves moindre ne signifie donc pas, et de loin, une efficacité moindre. Comparaison entre médication et neuromodulation n'est pas raison !

Malgré tout, dans les pages des « recommandations de bonne pratique » édictées par les sociétés savantes – et en dépit de résultats très favorables observés dans la pratique et d'une innocuité avérée –, les traitements non médicamenteux sont systématiquement relégués derrière les médicaments en raison de « niveaux de preuves insuffisants ». Le handicap financier des thérapies non médicamenteuses, face aux majors pharmaceutiques, vient donc se doubler de ce handicap méthodologique*.

La situation, néanmoins, devrait évoluer, une fois de plus, grâce à la technologie. Dans la stimulation de la moelle épinière, par exemple, il devient possible, on l'a vu, de délivrer une stimulation antalgique sans que le patient puisse la percevoir. Des stimulations efficaces peuvent ainsi succéder à l'absence de stimulation – dite « stimulation fantôme » – tout en demeurant imperceptibles. L'effet placebo ainsi neutralisé par ces artifices de programmation, cela ouvre la perspective d'études débouchant sur des niveaux de preuves de grade A, le « GRAAL » !

## La neuromodulation, c'est du pognon, mais...

Un marketing anémique, comparé à celui du médicament, et des outils d'évaluation défavorables desservent incontestablement la cause de la neuromodulation. Il ne faudrait pas méconnaître un autre obstacle, majeur, à la diffusion de ces thérapies antidouleur : leur coût !

* Ce désavantage double – financier et méthodologique – peut également être vu comme l'une des explications à la prédominance actuelle de la « psychiatrie biologique » vis-à-vis des autres types d'exercice.

Un appareil de stimulation magnétique transcrânienne c'est, au bas mot, 100 000 euros, un neurostimulateur médullaire aux alentours de 15 000 euros, un appareil de TENS près de 200 euros. Face à ces dépenses élevées – et faciles à identifier pour l'assurance-maladie –, le coût des médicaments antidouleur peut sembler... indolore. Des médicaments qui représentent pourtant une masse budgétaire incomparablement plus élevée. Mais leur coût – exorbitant – dilué sur de très nombreux patients, et lissé sur une année, est difficile à faire parler. Impossible de distinguer les antidouleurs remboursés pour des douleurs aiguës – dont la prescription ne pose guère question – de ceux qui le sont pour la douleur chronique et dont les ordonnances peuvent être plus discutables.

Un flou plus opaque encore entoure la prescription d'antiépileptiques et d'antidépresseurs : sont-ils prescrits contre l'épilepsie, contre la dépression ou contre la douleur chronique ? Bref, on le comprend, il est très difficile de chiffrer le coût des médications utilisées dans la douleur chronique. En 2004, une étude avait évalué à 795 euros[128] le coût annuel d'un traitement médicamenteux chez un patient souffrant d'une douleur chronique. Avec 14 millions de patients dans cette situation, on peut avoir un ordre d'idées de cette facture...

À cette addition salée de la médication s'ajoute un autre poste, plus difficile à chiffrer et loin d'être négligeable : celui des conséquences de ces molécules. Les effets délétères de ces drogues psychoactives sur la concentration, la réflexion, voire, tout simplement, sur la conduite automobile sont pourvoyeurs d'incapacité de travail. Cette répercussion sur l'économie nationale reste difficile à appréhender et contribue largement aux 80 millions de journées de travail affectées, chaque année, par les douleurs chroniques.

On l'a vu, les études médico-économiques menées pour la stimulation médullaire ont démontré que ce dispositif, par les économies qu'il suscitait – diminution des médicaments et reprise de l'activité professionnelle –, devenait rentable après deux années environ d'utilisation.

Quid des économies entraînées par les autres techniques de neuromodulation ? À l'heure où cet ouvrage est mis sous presse, nous ne disposons toujours d'aucune étude médico-économique sur ces dispositifs. C'est regrettable car les économies que pourraient offrir ces techniques permettraient à ces dispositifs de trouver enfin leur place.

Chapitre 4

# Les effets désirables des thérapies non médicamenteuses

Ici, il ne sera pas question des médicaments et de leurs effets indésirables mais des thérapies non médicamenteuses et de leurs effets très désirables !

Le sport, la musique, la méditation, la relaxation possèdent d'indéniables vertus antidouleur scientifiquement démontrées mais, aussi – et tout autant prouvée – une authentique action sur notre bien-être.

Cette félicité, en retour, est bénéfique à la santé. « Je me suis mis à être un peu gai, parce qu'on m'a dit que cela est bon pour la santé[183] », confie Voltaire dans sa correspondance.

Reconnaissons-le d'emblée, toutes les « interventions non médicamenteuses », ou « médecines complémentaires et alternatives », ne sont pas, à ce jour, scientifiquement validées. C'est la raison pour laquelle nous nous cantonnerons à celles dont l'efficacité a fait l'objet d'un consensus. Par ailleurs, les millions de victimes en proie à la détresse de la douleur physique représentent également un marché lucratif susceptible d'attirer aussi bien des adversaires acharnés de la « médecine scientiste » que les charlatans. Dans le monde de la « médecine douce », le défaut, fréquent, de barrière à l'entrée – que représente un diplôme universitaire – est aussi une absence de garde-fous...

Ce succès grandissant des médecines « naturelles » et d'une prise en charge globale – holistique, intégrative – s'explique également par l'abord parfois impersonnel de la médecine actuelle éclatée en sous-spécialités. Autres points forts : le temps et l'écoute proposés dans les alternatives à la médecine « chimique ou technique », une disponibilité pouvant contraster avec les consultations minutées de la médecine « classique ».

Débutons ce « parcours de santé » des interventions non médicamenteuses par le sport. En marche !

## *Le sport-médicament*

> Ordonnez au malade de se fatiguer quelques fois : qu'il fasse tout l'exercice que lui permettent ses forces et sa sensibilité ; il fortifie les organes et chasse les douleurs légères.
>
> MARC-ANTOINE PETIT, 1799[1]

Depuis une vingtaine d'années, la somme d'articles médicaux sur les méfaits de la sédentarité ne cesse d'enfler, qu'il s'agisse des maladies cardio-vasculaires, du diabète*, de la dépression, de l'obésité, de la

* Selon l'OMS, la sédentarité est responsable de 27 % des cas de diabète.

démence, du cancer* et de la douleur chronique. Plus généralement, comme le rapporte Serge Perrot, « le sport ne fait pas vivre plus vieux mais fait vivre plus jeune »**. L'activité physique est dorénavant reconnue comme un élément clef de la santé physique et psychique ; un médicament préventif et curatif pourtant délaissé. D'après un rapport de l'OMS[184], la tendance devient préoccupante : un homme sur trois entretient une activité physique suffisamment faible pour mettre en danger sa santé, et une femme sur quatre.

La puissance de l'électricité et du moteur thermique s'est progressivement substituée à la force musculaire. Le mode de vie sédentaire dès le plus jeune âge***, [185]

* D'après les chiffres de la Ligue contre le cancer, si les femmes pratiquaient une activité physique régulière, 25 % des cancers du sein, de l'endomètre et du côlon (femmes et hommes) pourraient être évités. L'activité physique diminue les risques de récidive de cancers du côlon, du sein et de la prostate ; une réduction du risque de 40 à 60 % selon les cancers. Débutée après un cancer, l'activité physique est associée à la réduction de deux risques. D'une part, de décéder de ce cancer et, d'autre part, de décéder prématurément de n'importe quelle autre pathologie que son cancer (par exemple, un diabète ou une maladie cardio-vasculaire). Ces deux risques sont diminués en moyenne de 30 à 40 % pour les cancers du côlon, du sein et de la prostate.

** Serge Perrot, *La douleur, je m'en sors*, Paris, In Press, 2017.

*** Dès 2 ans, les enfants des pays occidentaux cumulent chaque jour presque 3 heures d'écran. Entre 8 et 12 ans, ils passent à près de 4 h 45. Entre 13 et 18 ans, ils frôlent les 6 h 45. Un rapport de 2020 de l'ANSES alarme sur ce constat préoccupant : la moitié de ces jeunes (49 %) est exposée à un risque élevé d'inactivité, avec moins de vingt minutes d'activités quotidiennes et plus de quatre heures passées devant les écrans. Ce rapport

– avec l'addiction aux écrans et donc à la chaise – et des professions de moins en moins physiques – jusqu'à 85 % selon les pays – expliquent l'amyotrophie ambiante. Le paléoanthropologue Pascal Picq nous rappelle que nos ancêtres parcouraient quotidiennement 16 kilomètres, nos grands-parents 8 à 10, contre 2 à 3 aujourd'hui[186].

Cette sédentarité fait le lit de bien des douleurs, en commençant par les lombalgies. Notre système musculo-squelettique ne s'use pas lorsqu'on le sollicite. Au contraire, il rouille dès qu'on le délaisse ! Au XII^e^ siècle déjà, Moïse Maïmonide, médecin de cour et talmudiste, mettait en garde : « Si quelqu'un mène une vie sédentaire et ne fait pas d'exercice, néglige les voix de la nature, même s'il mange de la nourriture saine en accord avec les préceptes médicaux, il sera durant sa vie sujet au mal et aux douleurs et sa force lui fera défaut[187]. »

Huit cents ans plus tard, si cette antalgie par l'exercice demeure dans l'ombre, son mécanisme, lui, est élucidé tant au niveau de notre système nerveux et immunitaire que mental. L'activité physique, tout d'abord, réduirait, au sein de notre moelle épinière, l'efficacité des récepteurs NMDA qui contribuent à amplifier la douleur[188,189]. D'autre part, l'exercice

poursuit : « Il est extrêmement rare qu'une évaluation des risques montre que les deux tiers de la population étudiée présentent un dépassement des seuils sanitaires, traduisant ainsi une exposition à un niveau de risque élevé pour la santé. »

augmente ponctuellement nos endorphines[190]. Ce mécanisme physiologique permet à notre corps d'endurer les douleurs liées à un effort violent. Tous les sportifs le savent, trente à quarante minutes après le début d'une séance d'entraînement, une sensation de bien-être apparaît. Cette libération de morphine naturelle explique que des sportifs de haut niveau puissent être insensibles à la survenue d'un infarctus ou d'une fracture osseuse lors d'une compétition et nous éclaire sur la véritable dépendance de certains à leurs éreintants exercices réguliers, cette fameuse bigorexie...

L'autre effet antidouleur provient aussi de l'immunité. L'exercice musculaire va augmenter la proportion d'une famille de cellules – les macrophages M2 impliqués dans notre réparation et cicatrisation cellulaire – qui possèdent un effet anti-inflammatoire et donc antalgique[188].

Enfin, en combattant la dépression et l'anxiété[191] – des symptômes souvent liés à la douleur chronique –, l'activité physique régulière contribue à réduire les douleurs notamment dans la fibromyalgie, une affection où dépression et douleur coexistent[192].

## Quel sport doit-on prescrire sur l'ordonnance ?

L'efficacité de l'activité physique dans des pathologies douloureuses comme la lombalgie, la fibromyalgie, l'arthrose ou la polyarthrite rhumatoïde est aujourd'hui scientifiquement établie[193]. Pourtant, cette thérapie non médicamenteuse paraît parfois contre-intuitive à des patients qui souffrent au moindre effort. La kinésiophobie – littéralement « peur du mouvement » – est fréquente dans les douleurs, et contribue à l'isolement, puis à la dépression, ce qui par un classique cercle vicieux renforce la peur que le patient a de se mettre en mouvement. Sans compter, nous le rappelle Montaigne, que « qui craint de souffrir, souffre déjà de ce qu'il craint[194] ».

Pour rompre ce cercle infernal, l'activité physique doit être adaptée à la pathologie du malade, à son endurance, à son âge et aux groupes musculaires douloureux. Cette APA – pour « activité physique adaptée » – obéit donc à un cahier des charges propre à chaque individu. Le médecin, le kinésithérapeute ou l'éducateur sportif proposeront un programme, réaliste et réalisable, en fonction des goûts, de l'endurance et de la force du patient. Ce sport sur ordonnance, en salle ou à domicile, sera d'autant plus progressif que la personne se trouve douloureuse et déconditionnée.

## Un non-médicament aux effets désirables mais non remboursé

Le médecin va ainsi rédiger une véritable ordonnance avec, à la place du médicament, le type d'activité (marche nordique, vélo, step...). Comme pour un comprimé, le praticien indiquera la durée du traitement et la fréquence des exercices. Cette prescription est aujourd'hui réservée aux patients en affection longue durée (ALD) et... n'est pas remboursée. C'est dommage car dépourvue d'effets indésirables, l'APA possède tout un éventail d'effets enviables que nous avons décrits, une vraie « poly-pill » !

Dans certaines villes ou certains départements, des dispositifs d'aide financière ont été échafaudés afin, malgré tout, de rendre accessible ce sport-médicament. C'est le cas, par exemple, à Strasbourg où plus d'un millier de personnes en bénéficient. Gratuit la première année, le coût de l'APA est ensuite établi en fonction des revenus.

Alors pour ceux qui ne peuvent profiter de ces aides, quelques petits conseils : primo, la « pratique d'une activité, quelle qu'elle soit, est plus importante que l'activité[190] ». Secundo, saisir toutes les occasions pour bouger et éviter les périodes trop longues en position assise, cette fameuse « addiction à la chaise ». Tertio, les spécialistes conseillent deux heures et demie par semaine d'activité d'intensité modérée – celle qui provoquera un essoufflement léger – ou moitié moins s'il s'agit d'une activité intense, qui vous fera transpirer[190].

### *Osez l'hypnose*

« Je vous propose de vous installer le plus confortablement possible... Maintenant, vous pouvez prendre le temps de vous concentrer sur votre respiration... Pouvez-vous mettre vos mains sur le ventre afin de mieux sentir comment votre respiration fait gonfler tranquillement votre ventre ? Vos mains… sur votre ventre… qui se gonfle… et se dégonfle… Et plus vous sentez votre ventre… et plus vos paupières… peuvent devenir lourdes… Et plus vous vous concentrez sur votre respiration… et plus vos yeux peuvent devenir lourds et plus vos paupières tombent… Et peut-être choisiront-elles… à un moment… de se fermer… afin que votre corps… se relaxe encore plus… pour devenir de plus en plus confortable. »

Imaginez, durant cette brève séance, la voix douce et monocorde du praticien qui vous met à l'aise. En vous concentrant sur ces paroles apaisantes et sur votre propre corps, progressivement, vous parvenez à faire abstraction du monde qui vous entoure.

Le but, avec ces premières phases, est de placer l'individu dans un état de focalisation ou de concentration sur autre chose, sur quelque chose d'agréable. Cet état est appelé « transe hypnotique ». Une fois cet état obtenu, plusieurs portes peuvent s'ouvrir en fonction de l'aptitude de l'hypnotisé et du but recherché. L'objectif sera différent au bloc opératoire, où l'on cherchera à minimiser une douleur aiguë, ou lors d'une consultation où l'on travaille sur une douleur ancienne.

Durant une chirurgie, on profitera de l'état de conscience modifié, qui rend le patient plus perméable à la suggestion pour, peu à peu, l'éloigner du geste opératoire, transformer son ressenti douloureux en une sensation plus agréable, par exemple, de fourmillement puis d'engourdissement afin d'amenuiser voire d'anéantir la douleur. La technique pourra être différente en détournant l'attention du soin douloureux lors d'un voyage hypnotique. Tel ce jeune garçon à qui l'on recoud, sans pleur et sans cri, le cuir chevelu, tout en lui faisant visiter, de manière intense, le Parc Astérix, ou cette trentenaire dont on enlève la tumeur cérébrale* alors qu'elle se promène entre les haies d'un jardin à l'anglaise.

La transe hypnotique sera utilisée différemment chez un malade qui souffre de douleurs chroniques. L'état de conscience modifié va conduire à un état de « dissociation » où le patient devient observateur de lui-même. Il sera davantage enclin à décrire sa douleur et surtout les comportements en lien avec elle.

Cette « hypno-analyse » permet de reconnaître, par exemple, que cette douleur est associée à une culpabilité ou une peur. En ayant conscience de ses représentations négatives, qui amplifient la douleur, le patient peut travailler avec l'hypnothérapeute à les réduire, en se rendant acteur de son soulagement. À travers cette analyse, seront mis en lumière des mécanismes psychiques susceptibles de chroniciser la douleur ou de la rendre obsédante. Nous y reviendrons avec les thérapies cognitives et comportementales (TCC)**.

* Lors de cette « chirurgie éveillée », l'absence d'anesthésie générale permet, tout au long de l'intervention, au neurochirurgien, de s'assurer que son geste chirurgical n'endommage pas une fonction neurologique.

** Voir p. 169.

Par cette prise de conscience, le patient réalisera que la recherche d'une guérison totale et d'un retour à l'état d'avant l'apparition de la pathologie risque de disqualifier toutes les petites victoires.

## L'autohypnose

En principe, l'hypnothérapeute cherche à enseigner l'autohypnose à son patient. C'est un moyen d'apprendre des astuces (adaptées à chacun d'entre nous) permettant d'accéder seul à l'état de transe hypnotique. L'autohypnose, pratiquée régulièrement, permet d'entretenir et d'approfondir par des séances accompagnées les bénéfices obtenus par les séances. On l'a compris, il ne s'agit pas de se tenir face à son miroir puis de plonger dans son propre regard, à la manière de Kaa dans *Le Livre de la jungle*, en murmurant : « N'aie pas mal. »

La transe obtenue, on cherche à transformer la douleur en un objet (éventuellement, ou en autre chose) en visualisant chacune de ses caractéristiques en fonction des sens : sa forme, ses contours, sa température voire son odeur. Ensuite, l'« autohypnotisé » imagine les petits changements qu'il peut apporter à cet objet, pour modifier sa représentation, la réduire, l'adoucir, la polir… Mais l'hypnose pourra également être utilisée d'une autre manière, en cherchant à renforcer l'estime de soi qui, dans la douleur chronique, peut faire défaut.

Ces méthodes apportent la satisfaction d'être l'artisan de son propre soulagement. À force d'exercices, elles procurent la gratification de pouvoir s'attribuer le mérite d'un progrès.

## L'hypnose, comment cela fonctionne ?

Comment agit cet outil si singulier ? Effet antalgique direct ? Progrès découlant d'une meilleure connaissance et maîtrise de soi ? Apport bénéfique de la relaxation ? Action de la distraction ? Force de la suggestion ? Ou effet placebo ?

Évidemment, le principal mode d'action est psychologique. Le renforcement de l'estime de soi ou la lutte contre les pensées négatives associées à la douleur (culpabilité, tristesse, impuissance, catastrophisme...) ont leur rôle dans le mieux-être.

La relation humaine, fondamentale, avec le thérapeute ne doit pas être négligée à une époque où la « technomédecine » tend à rendre le soin de plus en plus impersonnel. Dans cette médecine technique devenue « tragique »[195], l'hypnose offre un refuge à l'humain. Ici, il n'est plus question de pilule ou de geste technique. Deux personnes se font face durant presque une heure et parlent dans le calme. C'est rare.

Prenons cette situation qui intrigue : celle de ce patient en cours d'opération chirurgicale qui, plongé en état de transe hypnotique, demeure indifférent à la douleur. Quel mécanisme biologique peut bien être mis en œuvre pour contrer sa souffrance ?

Il a été avancé que l'hypnose reposait sur un puissant effet placebo. Un effet qui proviendrait de la sécrétion d'endorphine par le « contrôle inhibiteur descendant ». L'injection d'un « antidote » à cette morphine naturelle, la naloxone, bloque l'effet de cette action[196]. Mais lors d'un accompagnement par l'hypnose, l'administration de cet antidote ne semble pas affecter l'efficacité de la thérapie, preuve que l'effet placebo et les endorphines ne sont pas seuls en jeu[197,198]. Il faut donc chercher ailleurs.

Pour tenter d'élucider le mécanisme, des volontaires ont été placés dans des appareils d'imagerie, puis ont été soumis à des douleurs lors de leur transe hypnotique. Les images montrent une dissociation d'activité entre le cortex somatosensoriel qui renseigne sur la localisation de la douleur et sa nature – « ce que je sens » – et le cortex cingulaire antérieur – région cérébrale qui colore la sensation douloureuse d'un affect désagréable : « ce que je ressens »[199]. Cette diminution de la connectivité entre les régions de l'émotion et de la sensation pourrait être une explication à l'absence de douleur ressentie[200].

## L'hypnose pour qui ?

Aujourd'hui, l'efficacité de l'hypnose est scientifiquement établie dans le soulagement de douleurs aiguës inhérentes aux soins des grands brûlés[201], aux petites chirurgies[202], aux soins dentaires[203] ou à l'accouchement[204]. L'hypnose permet de réduire la quantité de drogues anesthésiantes lors d'un geste chirurgical et offre un réveil de meilleure qualité.

Ensuite, elle diminue la consommation d'antalgiques postopératoires[205].

Un inconvénient néanmoins, l'hypnose requiert du temps. Le temps de la relation à l'autre, et le temps de l'accompagnement... Sauf que le temps – à l'hôpital comme ailleurs – c'est de l'argent ! Hormis cette rationalisation comptable, il faut aussi que l'anesthésiste ou l'infirmière aient été formés à la technique, ce qui devient plus fréquent, surtout dans le milieu de la cancérologie.

Qui peut bénéficier de l'hypnose ? Environ 97 % des gens sont suggestibles et peuvent répondre à un accompagnement par hypnose, si c'est ce qu'ils veulent. Concernant les patients douloureux, des études ont été réalisées dans la lombalgie chronique, l'algodystrophie, l'intestin irritable, les migraines ou la fibromyalgie, mais en réalité beaucoup d'autres pathologies peuvent en bénéficier. Chaque fois que les facteurs psychiques sont mobilisés et que la dimension affective occupe une place prépondérante, l'hypnose, et notamment l'hypnoanalyse, pourront aider, dans la mesure où le patient s'adresse à un psychiatre ou psychologue formé à l'hypnose. On cherchera alors à démêler les causes profondes susceptibles d'entretenir la douleur chronique[206]. Les résultats demeurent difficiles à évaluer cependant. En effet, ceux-ci dépendent de l'adhésion du patient, de sa motivation, et de l'expérience et de la qualité professionnelle du thérapeute. Par ailleurs, il est difficile de dissocier l'effet de l'hypnose en soi du bénéfice que peut procurer cette relation patient-thérapeute singulière et régulière.

Ainsi, l'INSERM dans son rapport sur l'« Évaluation de l'efficacité de la pratique de l'hypnose » conclut que « le hiatus entre les indications revendiquées par les hypnothérapeutes et les preuves scientifiques de l'efficacité de l'hypnose dans ces indications est souvent notable ». Mais il nuance ainsi : « Elle permet d'apporter une réponse à des symptômes fréquents mal contenus par la médecine conventionnelle. Pour des patients motivés pour cette prise en charge, avec des praticiens maîtrisant la méthode, il est vraisemblable que l'effet de l'hypnose en vie réelle soit supérieur aux effets estimés dans les différentes études[205]. »

### *Réalité virtuelle, antalgie réelle*

En rédigeant les premières lignes de ce paragraphe, m'est revenu le souvenir d'un ongle incarné et infecté au niveau du gros orteil m'empêchant, par la souffrance qu'il m'infligeait, de dormir. Le lendemain, il fallait enchaîner les gestes chirurgicaux. Alors là elle disparaissait, pour que je la retrouve fidèlement, le soir à la fin du programme opératoire. La « distraction » demeure un puissant antalgique ! Un film captivant ou une conversation animée entre amis peuvent vous faire oublier totalement la douleur, à condition toutefois qu'elle ne soit pas trop envahissante pour vous permettre de « rentrer » dans cette activité prenante.

Jouant de ce principe, les visiocasques de réalité virtuelle ont fait leur entrée dans les blocs opératoires ou les salles de réveil avec d'indéniables résultats[207]. Les vertus antalgiques de ces univers immersifs – promenade dans les bois, voyage astral, descente dans les abîmes... – intéressent de plus en plus les soignants, y compris pour les vaccins, prises de sang ou autres « piqûres » chez les plus petits[208]. On plonge au beau milieu des massifs coralliens et des raies mantas plus volontiers que dans la douleur.

Contrairement à un écran, fût-il à 360°, la possibilité d'interagir dans cet univers artificiellement simulé décuple ce pouvoir immersif. Non seulement ces casques permettent de saturer les ressources attentionnelles, cognitives ou sensorielles du patient mais l'on peut y adjoindre les ressources de la musicothérapie ou celles du discours hypnotique. Une start-up française est d'ailleurs en pointe dans ce domaine, HypnoVR®, qui propose des immersions « multi-sensorielles thérapeutiques » avec des séquences de respiration guidées et de cohérence cardiaque. L'efficacité de tout ce dispositif se traduit par une diminution de consommation de morphiniques, d'anxiolytiques. En réduisant l'anxiété anticipatoire, il rend moins pénibles les soins répétés et douloureux, par exemple, chez les brûlés[209].

En permettant d'interagir dans ce monde imaginaire en trois dimensions, la réalité virtuelle est une arme précieuse contre la peur du mouvement, cette « kinésiophobie » souvent associée à la douleur[210]. On préférera évidemment une balade en forêt à l'ombre des conifères, à chasser les papillons – fussent-ils en pixels – plutôt qu'une séance en salle de kiné. Pourtant, dans les deux cas, on ne quittera pas son tapis de marche ou la selle du vélo stationnaire !

Le détournement d'attention opéré par la réalité virtuelle se conçoit parfaitement bien dans le traitement de la douleur aiguë liée à des soins. En revanche, on peut se montrer dubitatif quant à son utilité pour la douleur au long cours… À moins, objecterez-vous, de conserver ses lunettes virtuelles en permanence. Mais traiter la douleur ne peut signifier fuir sa vie pour un autre univers, qu'il soit virtuel ou même chimique.

Alors, en quoi la réalité virtuelle peut-elle, malgré tout, soulager la douleur chronique ? Comprendre l'apaisement qu'elle procure est plus ardu et ne s'explique pas seulement par la distraction. On peut en simplifier la compréhension grâce à un détour par une autre pathologie douloureuse : le membre fantôme.

## Le mystère du membre fantôme

« C'est vraiment une chose étrange et prodigieuse et qui sera rarement crue, seulement par ceux qui auront vu avec leurs yeux et entendu avec leurs oreilles les patients qui se sont, des mois après l'amputation de leur jambe, cruellement plaints qu'ils ressentaient encore une grande douleur de leur jambe ainsi coupée », observe, en 1545, le chirurgien du roi et des champs de bataille, Ambroise Paré. Cette première description de la douleur fantôme est valable pour tout membre amputé mais peut l'être également pour d'autres parties du corps, après l'ablation, par exemple, d'un sein, d'un pénis ou même d'une dent. Ces sensations, souvent douloureuses, provenant d'un membre qui n'existe plus, se rencontrent chez plus de 90 % des malades amputés. Elles sont présentes dès le réveil de l'amputation et, parfois, ce n'est qu'à l'instant où l'opéré soulève le drap de son lit qu'il prend subitement conscience de la disparition du membre.

Cette sensation déconcertante d'un membre qui n'est plus tient à l'enregistrement de sa représentation dans une région de notre cerveau : le cortex somatosensoriel. Ce « schéma corporel » stocké dans cette zone va persister en dépit de l'amputation. Cette « carte mentale » du membre se structure progressivement dans les premières années de vie. C'est la raison pour laquelle les sensations de membre fantôme sont rares avant l'âge de 5 ans.

Suite à l'amputation, la discordance entre les données de la vue et du tact avec cette carte mentale enregistrée mais aussi la réorganisation des réseaux neuronaux provoquée par cette incohérence vont concourir à provoquer des douleurs – telles des sensations de décharges électriques, de froid glacé ou de brûlure – résistantes aux médicaments. Dans son ouvrage *Vivre sans la douleur ?*, le neurologue N. Danziger utilise l'image du télégraphiste fou. Privé d'informations, notre télégraphiste, « au lieu de générer des messages reflétant l'état réel des tissus, envoie au cerveau de fausses informations qui donnent lieu à des sensations de brûlure, de déchirure, de coups de couteau, etc.[211] ».

En 1995, un psychologue allemand et son équipe démontraient, dans la prestigieuse revue *Nature*[212], que l'intensité de cette douleur fantôme – appelée encore « algohallucinose » – était proportionnelle à la réorganisation neuronale dans ce cortex somatosensoriel. Cette neuroplasticité, habituellement bénéfique, va se traduire par une colonisation des neurones des territoires avoisinants. Bref, l'effet bénéfique de cette réorganisation neuronale dépasse son objectif pour créer des symptômes !

## Miroir mon beau miroir, diminue ma douleur !

Une thérapie très originale consiste à leurrer le cerveau pour modifier cette représentation corticale devenue erronée ! Grâce à un leurre visuel, le patient amputé va avoir l'illusion de retrouver son membre perdu. Ce dernier est remplacé, dans une boîte à miroir, par le reflet du bras qui lui reste. En redonnant vie à sa main disparue (ou à son pied) par des mouvements de sa main restante, les douleurs fantômes vont disparaître.

Cette technique élégante, mise au point par le neurologue américain V. Ramachandran et publiée en 1995 dans *Nature*[213], peut également être efficace dans une autre forme de douleur chronique : l'algodystrophie. Dans cette pathologie, elle aussi mystérieuse, il ne s'agira pas de faire apparaître un membre, puisqu'il est toujours présent, mais de restituer les mouvements de ce pied, ou de cette main, devenu figé et douloureux.

Les casques de réalité virtuelle, par leur puissance immersive, permettent d'amplifier considérablement cette supercherie faite au cortex somatosensoriel. Outre les douleurs de membres fantômes ou d'algodystrophie, d'autres douleurs chroniques provenant de lésion du cerveau ou de la moelle – les douleurs neuropathiques centrales – sont susceptibles de bénéficier de cette thérapie par le virtuel[214]. Des évaluations scientifiques rigoureuses demeurent nécessaires pour évaluer l'efficacité de ces dispositifs et s'assurer, aussi, que l'addiction au virtuel ne puisse se substituer à une addiction chimique.

## *La musique adoucit les mœurs… et les douleurs*

> Athénée s'en servit pour guérir une sciatique ; Théophraste, Aulegelle et Bonet soulagèrent la goutte ; Sauvage la migraine. Un organiste en délire fut guéri par un concert ; la musique des camps et le bruit de l'airain qui tonne, suspendent la douleur du guerrier et font germer souvent, dans les âmes timorées tout le courage des héros.
>
> MARC-ANTOINE PETIT, 1799[1]

Claude Galien, le célèbre médecin gréco-romain des gladiateurs à Pergame et de l'empereur Marc Aurèle, au IIe siècle, considérait que la musique « refroidissait les humeurs internes » et nous a laissé son aphorisme légendaire « La musique adoucit les mœurs[215] ». En 1960, dans la revue *Science*, le dentiste W. Gardner, démontre pour la première fois, après cinq mille interventions, que la douleur est nettement diminuée par certaines mélodies[216].

Récemment, l'OMS, après s'être penchée sur plus de neuf cents publications scientifiques, a officiellement reconnu son intérêt indéniable dans la « réduction de l'anxiété et de la douleur, la baisse de la tension artérielle, diminution de certains effets secondaires dus aux traitements anticancéreux (nausées, fatigue)[217] ». Aujourd'hui plus de mille services hospitaliers français sont équipés de Music Care®[215], une application créée par une start-up française qui compose des morceaux de musique étudiés à l'effet antalgique optimisé. Son créateur S. Guétin explique : « Le principe de cette méthode est fondé sur le principe de l'hypnose médicale. Le but est de modifier l'état de conscience du patient par la musique. On utilise tous les paramètres du son pour amener le patient à la détente. On commence par un rythme stimulant puis on réduit progressivement le tempo de la musique jusqu'à un rythme lent et reposant. En fin de séance, le rythme réaccélère pour amener le patient dans une phase d'éveil[218]. »

Les mécanismes antidouleur de la « musicothérapie » empruntent donc à l'hypnose mais aussi, tout simplement, au détournement d'attention, à l'image de l'univers immersif du casque de réalité virtuelle. Mais d'autres ressorts sont à l'œuvre – en attestent les études par imagerie fonctionnelle réalisées au Québec – qui révèlent une mise en jeu du circuit cérébral de la récompense et de son noyau accumbens[219]. En résulte une sécrétion de dopamine, cette fameuse hormone du plaisir, et d'endorphines, notre « opioïde maison ».

Ce shot de neuromédiateurs, c'est le « frisson de plaisir » qui nous parcourt à l'écoute de la symphonie du *Nouveau Monde* de Dvořák ou du *Köln Concert* de Keith Jarret. Il a d'ailleurs été démontré que l'injection d'un antagoniste de la morphine, la naloxone, annihilait cette extase[220].

En énumérant les vertus de la musicothérapie, et l'absence d'effets indésirables, on pourrait imaginer qu'elle soit remboursée comme les anxiolytiques ou les antidouleurs !

### *Soulager la douleur chronique par le (grand) froid*

Séjourner quelques minutes dans une chambre de cryothérapie à -110 °C, (muni de protections pour toutes les extrémités y compris les oreilles !) : effet de mode ou bain de jouvence contre les douleurs chroniques ?

Les « cryo-pôles » et les « cryo-centres » se développent avec, semble-t-il, un réel enthousiasme chez les sportifs dans le traitement des courbatures consécutives à l'exercice physique. Qu'en est-il dans la douleur chronique ? L'idée n'apparaît pas si givrée puisque l'on utilise l'application de froid depuis des millénaires pour lutter contre la douleur aiguë ou l'inflammation. Chez des patients souffrant de lombalgie ou de fibromyalgie, une dizaine de séances apporteraient un soulagement significatif. Malheureusement, conclut une récente étude de l'INSERM, « les essais disponibles sont peu nombreux, comportent d'importantes limites méthodologiques et une absence d'évaluation à moyen et long terme des interventions »[221].

Ces conclusions refroidissantes rendent hypothétique pour longtemps encore le remboursement des séances (30-50 euros) par la Sécurité sociale, comme c'est le cas en Pologne.

### *La méditation de pleine conscience*

Ce n'est pas de l'hypnose, ni de la relaxation. Il ne s'agit pas non plus de contrôler ses pensées, ni même d'avoir une pensée positive ou faire le vide dans sa tête. Alors qu'est-ce au juste, la méditation de pleine conscience, ce « *mindfulness* » des Anglo-Saxons ?

Le psychiatre Christophe André nous propose cette définition de la méditation de pleine conscience : « La qualité de conscience qui émerge quand on tourne intentionnellement son esprit vers le moment présent. C'est l'attention portée à l'expérience que nous vivons et éprouvons sans filtre (on accepte ce qui vient), sans jugement (on ne décide pas si c'est bien ou mal, désirable ou non) et sans attente (on ne recherche rien de précis)[222]. » Disons que c'est une ouverture à l'instant présent, un moment où l'on s'efforce d'accueillir les choses telles qu'elles sont avec la « conscience bienveillante de soi-même en train d'observer[223] ». Une forme de lâcher-prise qui incite la personne souffrant d'une douleur chronique à s'ouvrir aussi bien à ses sensations corporelles qu'au murmure du monde environnant. La notion de lâcher-prise est une notion importante, car cette volonté de lutter contre la douleur de façon incessante peut être davantage usante que la douleur elle-même.

En s'efforçant de prendre conscience de l'instant présent, « sans attente, sans jugement, avec patience et bienveillance envers soi-même[59] », le patient va s'ouvrir progressivement à tout ce qui le remplit et l'entoure, en plus de la douleur. L'objectif est que, progressivement, la douleur retrouve une juste place dans le bruit de fond du réel afin qu'elle ne monopolise plus toute l'attention.

Tel un projecteur, qui resterait braqué sur la douleur, il faut reprendre le spot en main, lui redonner mouvement pour éclairer toutes les autres facettes du spectacle de la vie. C'est lorsque l'on se focalise sur l'obstacle qu'on le percute !

Plutôt que de combattre psychiquement la douleur – ce qu'il tente, en vain, depuis des années –, le patient va se réapproprier son corps et apprendre à réinvestir son énergie psychique autrement. Non pas pour avoir moins mal mais pour vivre mieux. Plus globalement, la méditation constitue un bon outil pour faire face à la souffrance inhérente à la vie.

Cette méditation de pleine conscience requiert un entraînement régulier et une discipline soutenue ; elle est aujourd'hui bien codifiée. Une dizaine de séances, d'environ deux à trois heures avec un moniteur qualifié, permettront au malade souffrant, par exemple, de fibromyalgie, de polyarthrite rhumatoïde ou de lombalgie de devenir un spectateur sage de sa douleur.

### *Un exercice de la méditation de pleine conscience avec la psychologue N. Dossetto*

Installez-vous confortablement, assis ou couché sur le dos, dans un lieu où vous ne serez pas dérangé durant quelques minutes. Laissez votre corps se poser et vos yeux se fermer. L'objectif de cet exercice n'est pas de se sentir plus calme. Cela peut se produire... ou pas. L'intention est de se relier au corps, en posant sa conscience sur les sensations du corps. Simplement les percevoir, sans les juger, qu'elles soient agréables ou non. Accueillez les pensées qui traverseront votre esprit pendant la pratique. Il ne s'agit pas de ne plus avoir de pensées, mais de les laisser passer et de ramener son attention sur le corps.

Vous pouvez commencer par l'arrière de votre corps, en ressentant les différents points d'appui sur le support (chaise, lit, fauteuil, canapé) en partant de la tête jusqu'aux orteils, en ressentant les points de contact du corps au niveau de l'arrière du crâne si vous êtes allongé, de votre nuque, des bras, l'appui des mains, du haut du dos, du milieu du dos, du bas du dos, les fesses, l'arrière des cuisses, l'arrière des genoux, les mollets, les talons, la plante des pieds et les orteils.

Puis remontez en posant votre attention sur l'avant de votre corps (le dessus des pieds, les chevilles, les tibias, les genoux, les cuisses, les hanches, le bas-ventre, le ventre, la poitrine, les mains, les bras, les épaules, la gorge, le visage jusqu'au sommet du crâne). Observez sans commenter... Il s'agit juste de ressentir.

Redescendez de la tête aux pieds, cette fois en percevant la globalité des différentes parties du corps : la tête, le buste, les bras, les jambes... Ressentez l'unicité de votre corps dans la posture qui est la sienne en cet instant.

Puis ramenez votre attention sur votre souffle, en ressentant les mouvements de votre respiration au niveau de votre poitrine ou du ventre qui se soulèvent et s'abaissent, ou les sensations au niveau des narines. Ne cherchez pas à contrôler le souffle. Laissez-le se dérouler naturellement. Ressentez juste votre respiration. Ressentez l'inspiration, l'expiration, l'intervalle qui les sépare...

Restez ainsi quelques instants relié à votre respiration.

Une étude portant sur 342 malades souffrant de lombalgie chronique a démontré l'efficacité de la méditation de pleine conscience basée sur la réduction du stress. Six mois après le début de cette prise en charge, 44 % commençaient à ressentir une amélioration, alors que ceux qui n'en avaient pas profité étaient seulement 26 % à se porter mieux[224].

Que se passe-t-il dans notre corps lors d'une pratique régulière de la méditation ? Des modifications de l'immunité et une baisse des hormones du stress ont été observées tandis que l'imagerie du cerveau a révélé des changements dans les régions abritant la gestion des émotions : l'amygdale, l'insula, le cortex cingulaire antérieur et le cortex préfrontal dorsolatéral[225].

### *La thérapie cognitivo-comportementale*

La maxime du philosophe grec Épictète – « Ce qui trouble les hommes, ce ne sont pas les choses, mais les opinions qu'ils en ont » – peut nous aider à comprendre cette thérapie !

Dans une douleur chronique, ce qui va l'amplifier, ce sont les idées – ou « cognitions », pour être plus savant – négatives que l'on y associe. Prenons l'exemple d'une douleur lombaire. Elle pourra s'associer à la pensée, injustifiée, que l'on va, à terme, être paralysé des jambes. L'angoisse que véhicule cette idée erronée exacerbe la douleur, la douleur devient alors le symptôme annonciateur d'un péril proche. Cette forme de dramatisation, c'est du « catastrophisme ».

À ces « cognitions négatives » correspondent des comportements préjudiciables qui, eux aussi, vont renforcer la douleur. Si nous reprenons le cas de la douleur lombaire, le comportement dommageable sera d'éviter de bouger afin de ne pas « réveiller » la lombalgie. Or, on sait au contraire que c'est l'exercice qui permettra de muscler la colonne vertébrale et donc d'atténuer la douleur. Une peur du mouvement va entraîner le patient dans une spirale négative.

Actuellement, les thérapies comportementales et cognitives (TCC) représentent le traitement psychologique de référence des douleurs chroniques, pas seulement des lombalgies mais aussi des céphalées, des douleurs neuropathiques et de la fibromyalgie. Les TCC centrent leur action sur trois variables interdépendantes – pensées, émotions et comportements (actions) – qui amplifient la perception douloureuse.

L'approche cognitivo-comportementale consiste, tout d'abord, à identifier les comportements, émotions, pensées négatives aggravant la douleur. On cherche à renforcer l'auto-observation afin que chaque patient devienne son propre « psychologue de terrain »[226] et apprenne à dépister lui-même ses croyances négatives.

### *Exemples de croyances négatives à combattre (d'après F. Boureau[227])*

- « Je dois avoir quelque chose de grave. » L'idée négative qu'un diagnostic juste n'ait été fait et que la maladie « couve », ou que, si l'on ne dit rien au patient, c'est qu'il s'agit d'un cancer…
- « Toute activité m'est impossible. » La douleur ne doit pas être confondue avec la fatigue. La sédentarité est amie de la douleur.
- « Que la vie serait belle sans douleur ! » La douleur ne peut être cause de tous les problèmes, elle ne dispense pas d'affronter ses responsabilités.
- « Tout le monde doit comprendre ma douleur… » Une idée qui risque fort d'entraîner de mauvaises relations avec l'entourage.
- « Personne ne peut m'aider. » C'est faux. Beaucoup de thérapies existent en douleur et toutes n'ont pas été tentées.
- « Il y a eu des erreurs faites. » La persistance de la douleur est due à une erreur médicale ou un accident professionnel qui demande réparation. Les pensées négatives liées à ce préjudice contribuent davantage à la douleur que la lésion en elle-même.

Dans un second temps, nous explique le Dr Ph. Roussel, médecin de la douleur et spécialiste des TCC, « le patient apprend à modifier les relations entre sa douleur et la triade pensées, émotions et comportements afin de réduire ses douleurs et améliorer sa qualité de vie. Cette prise en charge, où patient et thérapeute sont actifs et collaborent, nécessite une alliance thérapeutique, cela avant même d'organiser la thérapie et utiliser des techniques adaptées aux comportements problématiques ».

Alors, seulement, les techniques cognitives, émotionnelles ou comportementales pourront être employées et leur efficacité évaluée. Parmi les thérapies auxquelles on a recours, citons l'exposition, l'activation comportementale, la restructuration cognitive, les techniques émotionnelles comme la méditation de pleine conscience et la thérapie d'acceptation et d'engagement.

Après ces phases d'évaluation et de traitement, la TCC accorde une importance toute particulière au travail sur le maintien des changements bénéfiques acquis et à la prévention des rechutes.

### *L'acupuncture*

Selon un rapport de l'INSERM[228], les motifs de consultation, en France, chez un acupuncteur seraient, le plus souvent, des tableaux de douleurs chroniques. D'après ces chercheurs français, « l'acupuncture est démontrée efficace à un haut niveau de preuves dans un ensemble significatif de pathologies (migraine, céphalée de tension, lombalgie, arthrose des articulations périphériques, douleur durant l'accouchement, cervicalgies) [...] ». Si l'on n'adhère pas à la conception traditionnelle chinoise* – l'existence biologique du Qi et des méridiens n'a jamais pu être démontrée –, on peut se rabattre sur une explication occidentale et « rationnelle » de l'efficacité de l'acupuncture : la « contre-stimulation ».

M.-A. Petit décrit ce phénomène de contre-stimulation en ces termes : « Il est rare, en effet, de voir deux douleurs se fixer sur le même point parce que la plus forte ne tarde pas à détruire l'autre[1]**. » Pour nos lecteurs devenus lassés de nos références au chirurgien de la Révolution, citons Shakespeare : « Un feu qui brûle en éteint un autre ; une douleur est amoindrie par la vivacité d'une autre douleur[229]. » Ainsi, comme le déclare l'ami de Roméo pour le consoler, un signal masque l'autre. Les fines piqûres par les aiguilles et les micro-inflammations qu'elles provoquent brouillent la douleur.

Nous sommes effectivement dotés d'un système de filtre*** très sophistiqué, destiné à mieux faire ressortir la douleur des autres sensations pouvant venir parasiter sa perception. Un peu comme lors d'un repas

---

* En médecine traditionnelle chinoise, on considère que la douleur est la conséquence d'une obstruction de l'énergie – le « Qi » – qui circule selon des méridiens, et que les aiguilles insérées à la surface de la peau, en des points précis, régularisent ce Qi.

** Quatre siècles avant notre ère, Hippocrate, dans ses *Aphorismes* observait que « si deux douleurs éclatent à la fois dans des lieux différents, la plus forte obscurcit la plus faible ».

*** Ce « filtre antidouleur » porte le nom de « contrôle inhibiteur diffus de la nociception » (CIDN).

de famille : si vous souhaitez prendre la parole pour un message important, vous devez inviter les autres convives au silence pour faire entendre votre discours. En terme physique, nous dirions que ce filtre permet d'extraire le signal du bruit de fond. Ce dispositif met donc en avant la douleur dominante en bloquant les douleurs moindres.

L'existence de ce phénomène de « contre-stimulation » rend l'évaluation des autres mécanismes antidouleurs de l'acupuncture problématique. Ainsi lorsque l'on compare, dans des études scientifiques, l'efficacité d'aiguilles placées sur les méridiens à celle d'aiguilles plantées au hasard, les différences apparaissent minimes. Dans la cervicalgie, des « preuves modérées indiquaient que l'acupuncture soulage la douleur mieux que certains traitements simulés ». Il en va de même dans la lombalgie aiguë où « les données ne permettent pas de tirer des conclusions définitives sur l'efficacité de l'acupuncture »[228].

Pour les défenseurs de la théorie du Qi, c'est à cause, précisément, de cet effet antalgique de la « contre-stimulation » que la différence de résultats obtenus est décevante entre les malades chez qui les aiguilles ont été placées au hasard – on parle d'acupuncture factice – et les patients implantés selon les méridiens. Bref, l'acupuncture factice ne serait pas si inerte que cela et viendrait, du coup, « plomber » les résultats de la « vraie » acupuncture.

À cet effet antalgique de la « contre-stimulation » vient s'ajouter un indéniable effet placebo qui complique un peu plus l'interprétation des résultats – indéniables – obtenus par l'acupuncture.

## *La relaxation*

« Vous êtes relaxé. » C'est ce que déclare le juge à la levée d'écrou. Car la relaxation, au sens étymologique du terme, est une libération. Elle est précieuse pour combattre la douleur, en libérant des tensions musculaires ; elle permet de libérer des « tensions nerveuses » qui amplifient la douleur.

Les thérapies de relaxation ont pour principe de ne pas dissocier le corps de l'esprit. Si, par exemple, le stress psychologique est capable d'induire des manifestations corporelles telles que l'accélération de la respiration, les contractions musculaires ou les troubles de sommeil, inversement, le corps est capable d'agir sur l'état psychique. Une respiration calme, un relâchement des muscles et un repos de qualité entraîneront une détente psychique.

Contrôler le corps pour pacifier l'esprit afin d'accéder à un état d'harmonie est une aspiration partagée par de très anciens courants philosophico-religieux comme le yoga en Inde ou le zen en Chine.

Outre le yoga, dont l'efficacité est avérée dans le traitement de douleurs chroniques, comme la lombalgie[230,231], certaines techniques sont particulièrement adaptées tels la relaxation progressive de Jacobson ou le training autogène de Schultz. La première, plus active, repose principalement sur des alternances de contractions et de décontractions de groupes de muscles. Le training autogène consiste davantage en une attention portée aux organes, notamment la respiration, et à la recherche de sensations de lourdeur ou de chaleur corporelle induites par le récit du thérapeute. Empruntant à la fois à la relaxation, à l'hypnose et à la méditation, la sophrologie propose des exercices que l'on retrouve dans ces deux techniques.

## Comment fonctionne la relaxation ?

Dans la relaxation, le trait d'union anatomique entre le corps et l'esprit, c'est le système nerveux végétatif. Il est commandé par un dispositif à deux pédales : l'une d'accélérateur, le système sympathique, et l'autre de frein, le système parasympathique. Ce système végétatif est également appelé « autonome » car il gouverne, sans que l'on ait besoin d'y penser, les fonctions automatiques de l'organisme comme la respiration, la digestion, ou la transpiration.

Le système sympathique permet de faire face aux situations où toutes les capacités de l'organisme doivent être mobilisées. Ce « boost » se produit lorsque, par exemple, l'individu est mis en situation de stress et, par exemple, doit se battre ou bien fuir devant un danger. « *Fight or flight* », disent les Anglais. Les glandes endocrines vont alors libérer des hormones – le cortisol et l'adrénaline – qui accélèrent le rythme cardiaque et respiratoire, élèvent le taux de sucre dans le sang – le carburant nécessaire à l'action –, augmentent la sudation, dilatent les pupilles et ralentissent la digestion. Si l'organisme est soumis à un état de stress permanent, à cause de la douleur notamment, l'activation prolongée du système sympathique peut devenir délétère (impression de souffle coupé, de palpitations, sentiment d'oppression thoracique et de tension musculaire). Cet état somatique, à son tour, aura des effets délétères sur le psychisme. En effet, la perception par certaines régions du cerveau (en particulier l'insula et l'amygdale) de cet état de tension corporelle va favoriser les sentiments d'anxiété et de déprime. Car curieusement, au bout d'un certain temps, ce n'est plus le fait d'être anxieux qui provoque des palpitations, mais c'est la perception d'un cœur qui bat la chamade qui angoisse. La relaxation, en favorisant le calme des organes, envoie un message rassurant au cerveau.

## Chapitre 5

# Mieux vaut prévenir que souffrir

Nous savons tous qu'il existe des mesures préventives à une infection par le Covid. On sait moins que la douleur chronique, elle aussi, se prévient. Certes, il n'existe pas d'AstraZeneca® ou de Pfizer® antidouleur mais des « gestes barrières » et de nombreuses mesures n'attendent qu'à être adoptés pour endiguer ce fléau aux conséquences sociales et économiques désastreuses. Si nous avons le réflexe de « prendre un cachet » quand on a mal, on connaît peu ces mesures préventives ou, plus exactement, on feint de les méconnaître...

Le mal de dos représente le plus répandu des exemples ! Au cours de l'année écoulée, près de la moitié des Français en ont souffert et 84 % d'entre nous se plaindront d'une lombalgie au moins une fois dans leur vie[232] ! Il s'agit, dans notre pays, de la première cause d'incapacité, et, qui représentait sur l'année 2010 le cumul de 83 millions d'années de vie vécue avec cette incapacité ; un chiffre colossal en augmentation de 14 % en dix ans[10]. Avec 30 % des arrêts de travail de plus de 6 mois, 20 % des accidents du travail – d'une durée de 2 mois en moyenne –, « le mal du siècle » caracole en première position pour exclure du monde du travail les moins de 45 ans[233] ! Le mal de dos est ainsi devenu la principale raison pour laquelle les Européens cessent de travailler et l'une des raisons pour lesquelles les Américains deviennent dépendants aux opioïdes.

*The Economist* nous apprend que les Américains dépensent 88 milliards de dollars par an pour soigner les maux de dos et de cou, soit presque autant que les 115 milliards de dollars consacrés au cancer[234] ! En France, les chiffres sont plus difficiles à établir mais on estime, pour la seule branche « Accident du Travail-Maladies professionnelles », que les lombalgies, et uniquement celles en lien direct avec le travail, représentent un coût de plus d'un milliard d'euros par an[235]*.

## *Temps d'écran et malbouffe : même combat !*

« Le véritable ennemi du dos, c'est le repos », peut-on lire, en préambule, sur le site de l'Assurance-maladie, dans sa rubrique consacrée à la prévention[236]. Et nous avons tous découvert, sur les Abribus, sa dernière campagne publicitaire avec son slogan : « Mal de dos : le bon traitement, c'est le mouvement ! »

---

* Les coûts indirects (indemnités journalières, pensions d'invalidité, perte de production) représenteraient 5 à 10 fois plus (HAS, Lombalgie chronique de l'adulte et chirurgie : méthode Recommandations pour la pratique clinique, 2015).

La sédentarité est donc la pire ennemie de notre rachis et l'obésité son alliée. D'emblée, on perçoit les liens étroits qu'entretiennent nos modes de vie sédentaires et la douleur chronique. L'inactivité physique et la malbouffe, les deux mamelles de la lombalgie ! Le temps croissant d'exposition aux écrans – plus de huit heures quotidiennes devant les écrans à partir de 15 ans[237] – se fait, évidemment, au détriment des activités physiques et sportives, de moins en moins de parents ayant le cran de limiter les écrans…

Une fonte musculaire largement amorcée par l'urbanisation et la société de l'automobile ! Le surpoids, en hausse nette dans la population, entretient des liens avec la lombalgie même si son mécanisme d'action reste obscur[238].

### *Tourner le dos aux arrêts de travail et aux examens inutiles*

Si l'incidence du mal de dos est élevée, on doit garder à l'esprit que, dans 90 % des cas, la guérison survient dans le mois et demi qui suit[233]. Pour le patient, le soulagement est donc, avant tout, une question… de patience ! Quant au médecin, il doit respecter le précepte hippocratique : *Primum non nocere*, « D'abord ne pas nuire ».

Évidemment, le médecin se doit de soulager par la prescription d'antidouleurs mais il est tout autant tenu de questionner le mode de vie de son malade ainsi que ses conditions de travail s'il veut prévenir un passage à la chronicité. Là où le bât blesse, en consultation, c'est que l'écoute s'avère beaucoup plus chronophage que la rédaction d'une ordonnance de médicaments, d'un arrêt de travail ou d'une radiographie.

Le mode actuel de rémunération à l'acte – avec un prix de consultation parmi les plus bas d'Europe – encourage la culture du médicament[239]. D'autre part, le malade préférera ressortir avec une ordonnance de tramadol plutôt que de s'être entendu dire que, dorénavant, il serait souhaitable qu'il descende, le soir en rentrant du travail, deux stations de métro avant la sienne pour terminer par un peu de marche, de délaisser les ascenseurs au profit des escaliers ou bien de troquer sa voiture contre un vélo.

La lombalgie est la troisième cause, pour un homme*, de consultation chez le médecin généraliste[240]. Cette rencontre avec le praticien devrait être le moment de se pencher sur les risques psychologiques ou sociaux qui vont faire le lit de la chronicisation. C'est ce mariage qui va mal, cette course au rendement, la charge mentale ou le manque de reconnaissance au travail qui amènent, aussi, à en avoir « plein le dos ». Les dernières vertèbres ont toujours été le réceptacle symbolique du stress ou de l'insatisfaction… Il est plus rapide de tendre une feuille d'arrêt de travail – la lombalgie en étant la première cause[240] – que de questionner le salarié sur

* Avec 7 % des consultations, et la sixième pour les femmes avec 6 % des consultations.

sa satisfaction ou ses possibilités de reconversion. Une interruption d'activité qui pourra d'ailleurs être préjudiciable, puisque les recommandations préconisent le maintien de l'insertion professionnelle[241].

Tout comme les arrêts de travail intempestifs, les examens radiologiques précoces sont à double tranchant. Car – y compris lorsque vous ne vous plaignez d'aucune douleur – il y a fort à parier que le scanner révèle des anomalies. Ainsi, la terrifiante « discopathie dégénérative » ou l'énigmatique mais tout aussi banale « arthrose inter-apophysaire postérieure » inviteront l'individu à s'ancrer dans l'idée angoissante d'une maladie. Ces comptes rendus d'imagerie – et l'inévitable recherche Internet qui en découle – donneront du grain à moudre à l'anxiété, authentique facteur de chronicisation. Bref, l'arrêt de travail ou la prescription de radio dorso-lombaire – 5 à 10 % des actes de radiologie[240] – peuvent s'avérer contre-productifs à un moment où il faudrait, avant tout, écouter, expliquer, rassurer, favoriser l'activité physique (au travail comme à la maison) et préserver l'insertion socioprofessionnelle[241] !

### *Moins de vis et plus d'exercice, moins de métal et plus de mental*

Pour peu que notre patient douloureux soit en quête d'une solution « rapide et efficace », qu'il se refuse à mettre en cause son mode de vie ou son régime alimentaire, et que des anomalies radiologiques coïncident avec son tableau douloureux, il prendra le chemin de l'intervention chirurgicale. Malheureusement, en France, nous ne sommes pas en mesure d'évaluer de façon systématique l'efficacité de ces interventions lombaires souvent lourdes et coûteuses. Des données existent outre-Atlantique grâce aux assurances. Ainsi, *The Economist* nous apprend que « l'Assureur Cigna a pu déterminer que 87 % de ses clients ayant subi une arthrodèse (fusion vertébrale) pour traiter une usure des disques intervertébraux, souffraient encore deux ans après et qu'ils avaient besoin de traitements supplémentaires, tels que des infiltrations, dont l'efficacité demeure limitée »[234]. Dans sa tribune, l'hebdomadaire britannique dénonce « de puissants lobbies défendant de coûteuses interventions médicales sans qu'il n'y ait aucune organisation promouvant les exercices physiques pour faire contrepoids ».

Qu'en est-il en France ? Les données sur le suivi des patients opérés sont rares. On sait seulement qu'en 2013, déplorant d'importantes disparités régionales dans la pratique de la chirurgie vertébrale et une augmentation de plus de 40 % en trois ans du nombre d'« interventions majeures sur le rachis[242] », la Direction générale de la santé (DGS) avait diligenté des experts pour formuler des « recommandations sur la pertinence de la chirurgie du patient adulte ayant une lombalgie chronique ». Après une étude minutieuse de la littérature scientifique, le groupe de la HAS a conclu que « l'arthrodèse n'est pas supérieure à la prise en charge non chirurgicale incluant une rééducation intensive et une prise en charge cognitive »[240].

L'arthrodèse – ces vis et ces plaques qui solidarisent les vertèbres – doit donc être considérée avec grande prudence tandis que la réadaptation et « la prise en charge cognitive » sont à encourager. Que signifie, plus prosaïquement, cette dernière préconisation ? Il faut tordre le cou aux fausses croyances ou aux peurs liées à la douleur. Non, la lombalgie n'est pas annonciatrice d'un handicap plus grave et du risque de « finir en chaise roulante ». Non, les solutions ne résident pas dans des traitements passifs – de la gélule ou du bistouri – mais dans une implication personnelle active[243].

Avant que le chirurgien « appareille » une colonne, ne serait-il pas souhaitable d'organiser une discussion collégiale entre le psychiatre ou le psychologue, le rééducateur ou le kinésithérapeute et, pourquoi pas, le travailleur social ? Une « validation pluridisciplinaire » qui est devenue indispensable avant l'implantation d'une électrode de stimulation médullaire, un geste pourtant moins lourd qu'une « instrumentation rachidienne ».

### *Métro, boulot, plein le dos*

L'insatisfaction au travail demeure l'un des facteurs de risque les plus élevés de cette « chronicisation de la douleur »[244]. Elle est suivie de l'absence de poste aménagé[245], de l'inadéquation du salaire[246] et d'une qualification professionnelle faible[247]. Ce froid constat sociologique peut s'incarner dans le récent livre d'Édouard Louis, *Qui a tué mon père*. Le dos brisé par l'usine, le père de l'auteur, malgré son handicap, poursuit sa vie professionnelle comme balayeur. « Tu n'as pas eu d'argent, tu n'as pas pu étudier, tu n'as pas pu voyager, tu n'as pas pu réaliser tes rêves. Il n'y a dans le langage presque que des négations pour exprimer ta vie. »

Par ces mots poignants, on comprend que, dans les maux de dos, la détresse et la dépression ne sont jamais loin – c'est vrai pour la moitié des malades, selon de grandes études[248] – et, souvent, l'on en vient à ne plus savoir distinguer la cause de la conséquence. Inversement, lorsqu'il est aimé, le travail agit comme un puissant dérivatif à l'emprise de la douleur chronique.

Ultimement, avec la perte du travail et l'isolement social, « la douleur prend la place des vides qu'elle a créés sur les plans affectif, professionnel, elle contrôle la vie de l'individu », comme l'analyse le médecin P. Giniès dont les écrits sur l'« algosociologie » aident à mieux saisir ces composantes existentielles et sociologiques impliquées dans ce déterminisme de la douleur chronique[249].

### *La douleur chronique est politique*

Concernant la douleur chronique, il est souvent question de cercle vicieux. La douleur diminue l'activité physique ; cette immobilité, à son tour, va exacerber la douleur. Dans cette boucle, on peut remplacer le terme « activité physique » par « dépression », « manque de sommeil » ou « isolement » et cela tournera tout aussi mal. Ce chapitre, consacré à la prévention de la douleur nous ramène, à son tour, au début de ces pages où il était question des gueules cassées de la mondialisation. Cette boucle bouclée, on comprend mieux que la douleur chronique reste, avant tout, un enjeu politique. Tous les lève-malades, chariots élévateurs et autres assises ergonomiques ne feront véritablement reculer le mal de dos – de l'aide-soignante de CHU, du préparateur de commandes d'Amazon et du commercial – que si la satisfaction au travail est soignée en parallèle de la douleur.

La douleur chronique, c'est aussi le thermomètre du mal-être social et de la précarité, le fourre-tout des misères. Elle place régulièrement le médecin dans une situation insatisfaisante, celle de devoir proposer une prise en charge médicale – probablement vouée à l'échec – afin que cette médicalisation offre une porte de sortie à l'individu. Des issues de secours qui prennent la forme d'une pension d'invalidité, d'une reconnaissance de la qualité de travailleur handicapé (RQTH) ou de l'attribution d'un taux d'invalidité après un accident de travail ou de vie... *

* Pour cette raison, les médecins du travail, les médecins-conseils des Caisses primaires d'assurance maladie, les médecins de l'autonomie des Maisons départementales des personnes handicapées (MDPH) doivent être intégrés dans la prise en charge globale du patient souffrant de douleurs chroniques.

# Conclusion

> La seule douleur supportable, c'est la douleur des autres.
>
> René Leriche[2]

À l'heure actuelle, dans le traitement de la douleur chronique, l'accès aux médicaments s'avère aisé mais ces molécules ne sont pas dénuées d'effets indésirables. Si les thérapies non médicamenteuses sont mieux tolérées et parfois plus efficaces, elles restent réservées aux centres antidouleur et, de ce fait, demeurent peu accessibles.

D'autre part, nous avons eu l'occasion d'y revenir à maintes reprises, le traitement d'une douleur chronique exige une évaluation bio-psycho-sociale couplée à une prise en charge multidisciplinaire que seuls ces centres antidouleur – par définition – sont en mesure d'offrir.

Avec seulement 3 % des patients douloureux chroniques accueillis dans ces structures[10] – dont la pérennité est loin d'être assurée –, on comprend aisément qu'une meilleure prise en charge de la douleur nécessite, avant tout, de décupler les capacités d'accueil et d'y optimiser les parcours de soins.

Comment peut-on y parvenir ?

### *De vrais moyens pour une vraie spécialité*

L'argent est le nerf de la guerre. La médecine ne fait pas exception à ce belliqueux dicton.

Dans les hôpitaux publics, le constat est unanime, davantage de moyens doivent être consacrés à ces structures*. Jeune d'une trentaine d'années, la médecine de la douleur ne détient malheureusement pas le statut universitaire d'une discipline à part entière comme la dermatologie ou la gynécologie**. Cette

---

* « Entités indispensables au paysage sanitaire de notre pays, les SDC [structures douleur chronique] sont aujourd'hui menacées. Victimes de leur succès – avec des délais d'accès qui ne cessent de s'allonger (13 semaines en moyenne et pouvant aller jusqu'à un an) –, elles sont malheureusement confrontées au départ à la retraite de la moitié des effectifs dans les prochaines années, à la diminution drastique des infirmier(e)s, des psychologues, des secrétaires, qui menacent leur pérennité. Le maillage des SDC se détend au fil des ans, la distance géographique entre les patients et la SDC augmente, des consultations ferment et les patients se retrouvent sans suivi. Ce changement induit un phénomène de médecine à deux vitesses (zones urbaines vs zones rurales). Si rien n'est fait, 30 % de ces SDC risquent de disparaître dans les années à venir pour des difficultés financières ou pour cause de départs de personnels non remplacés. » (Voir l'appel de 13 organisations p. 203).

** À la question « Pensez-vous que la médecine de la douleur, l'algologie, devrait être considérée comme une discipline médicale

« spécialité » récente reste mal structurée, dépourvue de « mandarins » lui permettant de s'imposer dans ces univers hospitaliers et universitaires où la concurrence est âpre.

En médecine libérale, toujours selon cette même logique financière, accroître l'offre de soins passe par la revalorisation des actes médicaux de cette jeune spécialité. Les montants des consultations – souvent longues et complexes – et de nombreux actes de médecine de la douleur sont faibles*, sans compter que certains – les séances de stimulation magnétique transcrânienne, le réglage d'un neurostimulateur, l'application d'un patch de piment ou les injections de toxine botulique – ne possèdent toujours aucune tarification propre !

Pour ces raisons d'ordre financier, la médecine de la douleur se développe très peu en libéral, ce qui contribue à l'« hospitalo-centrisme » actuel et à cette offre de soins dramatiquement insuffisante. C'est un peu comme si, en médecine générale, on ne pouvait accéder à son médecin de famille que par les urgences ou à un dermatologue que par un service hospitalier…

---

à part entière ? » posée à 716 sondés, 85 % ont répondu « oui » et 15 % « non ».

* À titre d'exemple, la pose d'un neurostimulateur médullaire est facturée 104,50 euros. Pour comparaison, l'exérèse d'une hernie discale est tarifée 287,85 euros et une arthrodèse postérieure, 415,47 euros.

## *Plaidoyer pour une prise en charge précoce et sélective*

Tout d'abord, les faibles moyens disponibles dans les centres de la douleur devraient être rationnalisés afin de bénéficier, en priorité, à ceux pour qui ils sont le plus profitables. Comme en médecine de catastrophe, où les ressources sont restreintes, les personnes chez qui le ratio bénéfices/moyens déployés est le plus avantageux doivent être priorisées.

D'autre part, la mise en œuvre rapide d'une thérapie améliore les résultats. Au niveau biologique, elle évite que les phénomènes de sensibilisation ne viennent amplifier et pérenniser la douleur. Au plan psychologique, une prise en charge immédiate peut couper court à une dépression réactionnelle qui, à son tour, aggravera la souffrance. Les conséquences sociales, telles que l'isolement ou la perte d'emploi – d'authentiques facteurs de chronicisation – peuvent également être prévenues grâce à une intervention précoce. Si l'on reprend l'exemple de la stimulation médullaire, on estime qu'elle apporte un soulagement significatif chez plus de 85 % des patients lorsqu'elle intervient dans les deux ans, de 43 % après cinq-huit ans et 8 % après quinze ans. Une efficacité qui dégringole au fil du temps[250].

À l'heure où les centres antidouleur débordent et les délais d'attente explosent, priorité doit donc être donnée aux patients en proie à des douleurs invalidantes et dont les chances de soulagement sont élevées.

### *Délai de consultation : le témoignage de Jessica*

Il y a deux ans, je souffrais depuis seulement deux mois, mais je n'en pouvais déjà plus. J'ai appelé le centre de douleur de ma région pour demander un rendez-vous avec un médecin algologue. Mon interlocutrice, la secrétaire du centre antidouleur, me répond : « Madame, je peux vous donner un rendez-vous dans quatre mois. »

Cette phrase a été pour moi d'une violence absolue. Je me suis sentie abandonnée et désespérée. Percutée par la violence administrative de notre système de santé en manque de soignants et de moyens pour répondre à une problématique aussi importante. L'idée de vivre avec ces douleurs quatre mois supplémentaires m'a fait perdre la raison. Comment allais-je survivre pendant ces mois sans prise en charge adaptée ? Je trouvais que quatre mois étaient déjà bien trop longs, je n'osais même pas imaginer ce que pouvaient vivre les patients en errance médicale depuis plusieurs années*.

* Jessica Fillol est l'auteure de *Vivre avec des douleurs neuro* aux éditions Ellébore (2021), un livre qui déconstruit les idées reçues sur les douleurs neuropathiques et offre aux patients des outils pour mieux vivre avec.

Dans ces conditions, l'accès à des ressources médicales restreintes ne peut reposer sur la base du « premier inscrit, premier servi » ni, entièrement, sur les recommandations du médecin référent qui défend au mieux les intérêts de son patient. Actuellement, la technologie est à même d'offrir des outils efficaces pour hiérarchiser cet accès. Des questionnaires informatiques couplés à des algorithmes de priorisation peuvent aisément remplir cette fonction. Un projet de « coupe-file » avait d'ailleurs été conceptualisé, en 2016, par l'équipe du Pr S. Perrot au centre de la douleur de l'hôpital Cochin. Malheureusement, cet outil de priorisation ne s'est pas encore déployé[251].

### *D'une médecine de soins vers une médecine de santé*

Si l'évaluation des priorités devient cruciale, l'évaluation des résultats l'est tout autant. Là encore, la technologie met à disposition des objets connectés permettant, semaine après semaine, de suivre ce soulagement et même de débusquer précocement les éventuels effets indésirables des traitements. Qu'il s'agisse de la baisse de l'intensité de la douleur ou de l'amélioration de la qualité de vie au travers d'items comme le sommeil, l'activité physique, les interactions sociales… tout cela peut être quantifié régulièrement.

N'importe quel téléphone permet de recevoir une notification invitant son propriétaire à remplir ces échelles d'évaluation. Pour l'heure, rares sont les centres de la douleur recourant de manière systématique à ce suivi alors que des applications dédiées et performantes existent. Le renseignement périodique de ce type de questionnaire permet au patient de prendre conscience de ses progrès et d'établir des corrélations (« cette semaine j'ai d'avantage marché, mon sommeil s'est amélioré » ; « j'ai moins mal pourtant je n'ai pas augmenté ma prise d'antidouleurs »). Ces « Apps » de suivi comportent également des modules d'éducation et d'accompagnement thérapeutiques renforçant l'adhésion à la thérapie. Par cette implication et la quantification de ces progrès, le malade peut progressivement devenir expert de sa pathologie, ce qui contribue à en améliorer le pronostic[9].

Ces informations sur le suivi, les traitements administrés et les pathologies constituent une masse de données cliniques gigantesque à l'échelle d'un établissement et, mieux encore, d'un pays. Bien exploités, ces big data sont de véritables mines d'or à ciel ouvert. En affinant les profils « bio-psycho-sociaux » de patients répondeurs cela permettra de proposer une prise en charge sur mesure. L'étude de ces données nous informera sur l'efficacité à long terme des traitements médicamenteux ou non. Ce corpus de données est devenu incontournable pour être en mesure de réaliser des études médico-économiques afin de contrôler l'efficience des ressources allouées.

À l'heure où les GAFAM collectent une masse astronomique de données personnelles à des fins strictement commerciales, on ne peut s'offusquer de recueillir des données visant à combattre un fléau qui gâche la vie de millions de nos concitoyens.

Une initiative française se propose de combler ce vide par un ambitieux projet, « eDOL », supporté par l'Institut Analgesia. Ce collectif œuvre à la création d'un outil d'e-santé destiné à être le « compagnon numérique » du patient, en suivi et en éducation thérapeutique, et assurer, par la même occasion, la collecte de milliards de données qui permettront « à la fois d'améliorer le soin et de nourrir la recherche, pour in fine, grâce à des approches d'intelligence artificielle, permettre de personnaliser la prise en charge »[252]. Un projet qui, s'il se concrétise, serait une véritable révolution car, aujourd'hui, de très nombreux centres, y compris ceux hébergés dans de prestigieux CHU, fonctionnent encore au quotidien, sur « dossiers papier ». Des montagnes de données, entassées depuis des décennies, devenues à jamais inexploitables... Au fil du temps, ces dossiers sont de moins en moins bien tenus et de plus en plus illisibles. Une initiative européenne est également à signaler : « DOLORisk », un algorithme de stratification des patients et de prédiction des risques dans les douleurs neuropathiques[253].

Plus globalement, précisons que ce suivi des résultats s'inscrit dans une transformation progressive des systèmes de santé avec le passage – observé dans un nombre croissant de pays – d'une logique de soins à une logique de santé. Une évolution qui, d'ailleurs, devrait amener à reconsidérer les modes de financement actuels de la médecine – qu'elle soit à l'acte (activité libérale) et volontiers inflationniste, ou bien salariée (hôpital public) et moins incitative.

La médecine de la douleur opère progressivement sa mue : déclin progressif de la culture du médicament, développement des thérapies non médicamenteuses et essor des technologies de neuromodulation. Demain, grâce aux données de santé et à l'intelligence artificielle, nous serons en mesure de proposer le bon traitement, au bon moment, au bon patient.

Une mutation nécessaire pour affronter les souffrances de la sénescence, de la sédentarité, du surpoids ou de la solitude qui sifflent sur nos sociétés. À l'avenir, nous aurons probablement besoin de la technologie pour dépasser nos souffrances.

# En savoir plus

Association francophone pour vaincre la douleur (AFVD)
https://www.association-afvd.com/

Centre national des ressources contre la douleur
https://www.cnrd.fr/

Chirurgie de la douleur (site de l'auteur)
https://www.chirurgiedeladouleur.fr/

Douleur sans frontières
https://www.douleurs.org/

Fibromyalgie France
https://www.fibromyalgie-france.org/

Fondation APICIL
https://fondation-apicil.org/

Institut Analgesia
https://www.institut-analgesia.org/

Société française d'étude et de traitement de la douleur (SFETD)
https://www.sfetd-douleur.org/

## Ouvrages grand public


Authier, N., *Le Petit Livre du cannabis médical*, 2021, First, 149 p.

Beaulieu, P. (coordinateur), *La Douleur chronique*, 2011, Presse de l'Université de Montréal, 138 p.

Berquin, A., Grisart J., *La douleur ne me lâche pas*, 2017, Mardaga, 202 p.

Besson, J.-M., *La Douleur*, 1992, Odile Jacob, 272 p.

Boch, A.-L., *Médecine technique, médecine tragique*, 2009, De Boeck Supérieur, 256 p.

Borch-Jacobsen, M. (coordinateur), *La Vérité sur les médicaments*, 2018, Pocket, 716 p.

Bouhassira, D., *L'Anti-douleur*, 2018, Le Cherche Midi, 125 p.

Boureau, F., *Contrôlez votre douleur – Faire face à une douleur rebelle*, 1991, Petite Bibliothèque Payot, 204 p.

Brenot, P., *Les Mots de la douleur*, 1992, L'Esprit du temps, 102 p.

Calvino, B., *Apprivoiser la douleur*, 2004, Le Pommier, 185 p.

Danziger, N., *Vivre sans la douleur ?*, 2010, Odile Jacob, 245 p.

Fillol, J., *Vivre avec des douleurs neuro*, 2021, Ellébore, 92 p.

Fondras, J.-C., *La Douleur – Expérience et médicalisation*, 2009, Les Belles Lettres, 277 p.

Henry, P., Sicard, H., *Voyages dans la douleur à travers la littérature*, 2021, Glyphe, 189 p.

Keefe, P.R., *Empire of pain : the secret history of the Sackler dynasty*, 2021, Knopf Doubleday Publishing Group, 560 p.

Le Breton, D., *Anthropologie de la douleur*, 1995, Métailié, 250 p.

Lévêque, M., Cabut S., *La Chirurgie de l'âme*, 2018, JC Lattès, 320 p.

Mazars, G., *L'homme sans douleur*, 1988, Boréal, 318 p.

Perrot, S., *La douleur, je m'en sors*, In Press, 123 p.

Queneau, P., Osterman, G., *Soulager la douleur : écouter, croire, prendre soin*, 1998, Odile Jacob, 320 p.

Rey, R., *Histoire de la douleur*, 2017, La Découverte, 434 p.

Rivard, M.-J., *La Douleur : De la souffrance au mieux-être*, Librairie générale française, 249 p.

Robert, O., Calvino, B., *La douleur n'est pas une fatalité !*, 2018, Éditions Quae, 182 p.

Séréni, N., *Douleurs chroniques et Opiacés*, 2019, Éd. du Cerf, 233 p.

Simmonet, G., Laurent, B., Le Breton, D., *L'Homme douloureux*, 2018, Odile Jacob, 304 p.

Valade, D., Grand, O., *Non à la douleur – Ce n'est plus une fatalité !*, 1996, Marabout, 279 p.

Winkler, M., Gahagnon, A., *Tu comprendras ta douleur*, 2019, Fayard, 528 p.

# Ouvrages spécialisés


Aubrun, F., Conradi, S., Le Chevalier, A., Piano, V. (coordinateurs), *Structures douleur chronique en France – Guide de bonnes pratiques*, Med-Line, 216 p.

Beaulieu, P. (coordinateur), *Pharmacologie de la douleur*, 2005, Presses de l'Université de Montréal, 593 p.

Benezech, J.-P., *La Douleur chronique : une face cachée de la résilience*, Sauramps Médical, 146 p.

Berquin, A., Grisart, J., *Les Défis de la douleur chronique*, Mardaga, 574 p.

Brasseur, L. (coordinateur), *Traitement de la douleur*, 1997, Doin, 277 p.

Calvino, B., *Physiologie moléculaire de la douleur*, 2019, Doin, 243 p.

Cauchard, P., *La Douleur*, 1981, Presses Universitaires de France, 128 p.

Chauffour-Ader, C., Daydé, M.-C. (coordinateurs), *Petit Précis de la douleur*, 2009, Lamarre, 284 p.

De Broca, A., *Douleurs – Soins palliatifs – Deuils*, 2005, Masson, 173 p.

Descroix, V., Serrie, A. (coordinateurs), *Douleurs orofaciales*, 2013, Arnette, 220 p.

Eschalier, A., Serrie, A., Thurel, A., *Le Dictionnaire des thérapeutiques des douleurs chroniques*, 2005, Phase 5, 142 p.

Giniès, P., Soulié, A.-M., Attalin, P., *Atlas de la douleur : De la douleur imagée à la prescription commentée*, Médicale, 318 p.

Giniès, P., Sirot, J., *Guide pratique de l'antalgie : analgésie, médicaments, matériels*, 2000, Sauramps Médical, 443 p.

Giniès, P., *Éducation thérapeutique du patient douloureux chronique*, 225 p.

Laroche, F., Roussel, Ph. (coordinateurs), *Douleur chronique et Thérapies comportementales et cognitives*, 2021, In Press, 288 p.

Lévêque, M. (coordinateur), *Chirurgie de la douleur*, 2014, Springer, 523 p.

Marchand, S., *Le Phénomène de la douleur*, 1998, Elsevier, 311 p.

Morel Fatio, M., Leroy, B. (coordinateurs), *Réadaptation du handicap douloureux chronique*, 2019, Elsevier, 440 p.

Nègre, I., Beloeil, H., Serrie, A., *Mémo douleur*, 2007, Arnette, 88 p.

Perrot, S. (coordinateur), *Livre blanc de la douleur*, 2017, Med-Line, 279 p.

Perruchoud, C., Albrecht, E., Moret, V. (coordinateurs), *Manuel pratique d'algologie*, 2017, Elsevier, 392 p.

Queneau, P., Ostermann, G., *Le Médecin, le Malade et la Douleur*, 2004, Elsevier, 616 p.

Serrie, A., Delorme, C., Navez, M.-L. (coordinateurs), *Médecine de la douleur pour le praticien*, 2020, Elsevier, 379 p.

Thibault-Wanquet, P., *Douleurs liées aux soins*, 2015, Lamarre, 165 p.

# L'appel de 13 organisations

## Améliorer la prise en charge de la douleur en France

Treize organisations appellent à agir en urgence et proposent 22 actions concrètes :

https://www.sfetd-douleur.org/wp-content/uploads/2021/02/FEUILLE-de-ROUTE.pdf

# Remerciements

Pas de livre sans mentor, sans aide ou sans ami, chacun y reconnaîtra son bien.

Merci à Laurent Alexandre, Mehra Amir-Moezzi, Homaoun Alipour, Caroline Apra, Audrey Badaroux, Florian Bailly, Fleur Barbry, Emmanuel Ly-Batallan, Hayat Bélaïd, Michel W. Bojanowski, Pierre Bourdillon, Sandrine Cabut, Dominique Calmels, Maud Champaud, Wilfrid Casseron, Nathalie Choucroun, Nicolas Desse, Nathalie Dossetto, Anne Donnet, Denis Dupoiron, Catherine Felix, Vanessa Fillol, Denis Fontaine, Patrick Giniès, David Hayon, Christophe Hein, Eléna Kereun, Laurent Laffont, Mathieu Laine, Philippe Lévêque, Marie-Bénédicte Lipari, Fadel Maamar, Geneviève Maillet, Marie Maltese, Anna Marin, Valéria Martinez, Michel Meignier, Nicolas Naïditch, Jean-Paul Panzani, Nathalie Paris, Jean-Claude Péragut, Philippe Perruzi, Serge Perrot, Virginie Piano, Pierre-Marie Pluchon, Stéphanie Ranque-Garnier, Sylvie Raoul, Philippe Rigoard, Carole Robert, Philippe Roussel, Isabelle Russ, Nadjet Saadallah-Bouchemot, Christine Siméone, Christophe Soriano, Ulysse Tallon, Lucien Tavard, Louis-Marie Terrier, Hubert Tesson, Pia Vaissière, Jimmy Voirin et Chantal Wood.

# Bibliographie

1. Petit, M.-A., *Discours sur la douleur prononcé à l'occasion de l'ouverture des Cours d'anatomie et de chirurgie de l'hospice général des malades de Lyon*, Reymann, 1798.

2. Leriche, R., *La chirurgie de la douleur*, Masson, 1940.

3. Leriche, R., *La chirurgie de la douleur*, 1, Masson, 1937.

4. Daudet. A., *La doulou : (la douleur)*, 1887-1895 ; *Le trésor d'Arlatan*, 1897, Librairie de France, 1930.

5. Moisset, X., Bouhassira, D., Couturier, J.A., *et al.*, « Traitements pharmacologiques et non pharmacologiques de la douleur neuropathique : une synthèse des recommandations françaises », *Douleur analg*, 2020;33:101-12.

6. Finnerup, N.B., Attal, N., Haroutounian, S. *et al.*, « Pharmacotherapy for neuropathic pain in adults: a systematic review and meta-analysis », *Lancet Neurol*, 2015;14:162-73.

7. Mathieson, S., Maher, C.G., McLachlan, A.J., *et al.*, « Trial of Pregabalin for Acute and Chronic Sciatica », *N Engl J Med*, 2017;376:1111-20.

8. Mücke, M., Phillips, T., Radbruch, L., Petzke, F., Häuser, W., « Cannabis-based medicines for chronic neuropathic pain in adults », *Cochrane Database Syst Rev*, 2018;3:Cd012182.

9. Gogovor, A., Visca, R., Auger, C., *et al*, « Informing the development of an Internet-based chronic pain self-management program », *Int J Med Inform*, 2017;97:109-19.

10. SFETD, *Livre blanc de la douleur*, « État des lieux et propositions pour un système de santé éthique, moderne et citoyen », Éditions Med-Line, 2017.

11. Breivik., H., Collett, B., Ventafridda, V., Cohen, R., Gallacher, D., « Survey of chronic pain in Europe: Prevalence, impact on

daily life, and treatment », *European journal of pain*, 2006;10:287-333.

12. Navratilova, E., Fillingim, R.B., Porreca, F., « Sexual dimorphism in functional pain syndromes », *Sci Transl Med*, 2021;13:eabj7180.

13. Danet, S., « L'état de santé de la population en France – Suivi des objectifs annexés à la loi de santé publique », Rapport 2011.

14. « Douleur chronique : les aspects organisationnels. Le point de vue des structures spécialisées », Haute Autorité de santé, avril 2009.

15. Mills, S.E.E., Nicolson, K.P., Smith, B.H., « Chronic pain: a review of its epidemiology and associated factors in population-based studies », *Br J Anaesth*, 2019;123:e273-e83.

16. Poleshuck, E.L., Green, C.R., « Socioeconomic disadvantage and pain », *Pain*, 2008;136:235-8.

17. Mick, G., Perrot, S., Poulain, P., Serrie, A., Eschalier, A., Langley, P., Pomeranz, D., Ganry, H., « Impact sociétal de la douleur en France : résultats de l'enquête épidémiologique National Health and Wellness Survey auprès de plus de 15 000 personnes adultes », *Douleurs*, 2012;14:57-66.

18. Lanteri-Minet, M., « ECONEP : évaluation du coût lié à la prise en charge des patients présentant des douleurs neuropathiques », 6e Congrès de la SFETD, 2006.

19. DREES, « Les dépenses de la santé en 2019 en France et perspectives internationales », 2019.

20. Proust, M., *À la recherche du temps perdu*, Gallimard, 1992.

21. Boulgakov, M., Lequesne, P., *Récits d'un jeune médecin* suivi de *Morphine* et *Les aventures singulières d'un docteur*, L'Âge d'Homme, 1996.

22. Sagan, F., Buffet, B., *Toxique*, Librairie générale française, 2011.

23. Porter, J., Jick, H., « Addiction rare in patients treated with narcotics », *N Engl J Med*, 1980;302:123.

24. Foucart, S., « Comment cinq phrases ont précipité la crise des opioïdes », *Le Monde*, 02/09/2017.

25. Blond, O., « Morphine : une forte hausse de la consommation », *Les Échos*, 31/10/2001.

26. Leung, P.T.M., Macdonald, E.M., Stanbrook, M.B., Dhalla, I.A., Juurlink, D.N., « A 1980 Letter on the Risk of Opioid Addiction », *N Engl J Med*, 2017;376:2194-5.

27. Borch-Jacobsen, M., *La vérité sur les médicaments*, Pocket, 2018.

28. Van, Zee, A., « The promotion and marketing of oxycontin:

commercial triumph, public health tragedy », *American Journal of Public Health*, 2009;99:221-7.

29. ANSM, « État des lieux de la consommation des antalgiques opioïdes et leurs usages problématiques », 2019.

30. Keefe, P.R., *Empire of Pain: The Secret History of the Sackler Dynasty*, Knopf Doubleday Publishing Group, 2021.

31. Dyer, O., « WHO retracts opioid guidelines after accepting that industry had an influence », *BMH*, 2020;368:m105.

32. « Retraction of WHO guidance on opioid use », *Bull World Health Organ*, 2020;98:3.

33. Gully, H., « La crise des opiacés a coûté 504 milliards de dollars aux États-Unis en 2015 », *Les Échos*, 21/11/2017.

34. « États-Unis : 72 000 personnes mortes d'une overdose en 2017, un record », *Le Monde* avec AFP, 16/08/2018.

35. Case, A., Deaton, A., « Rising morbidity and mortality in midlife among white non-Hispanic Americans in the 21st century », *Proc Natl Acad Sci USA*, 2015;112:15078-83.

36. Hansen, H., Netherland, J., « Is the prescription opioid epidemic a white problem? », *American Journal of Public Health*, 2016;106:2127-9.

37. Goodwin, J.S., Brown, D., Juurlink, D., Raji, M., « Association of Chronic Opioid Use With Presidential Voting Patterns in US Counties in 2016 », *Jama Net Work Open*, 2018.

38. Calvino, B., « L'hyperalgésie induite par les opioïdes », *Douleurs*, 14:226-33.

39. Chenaf, C., Kabore, J.L., Delorme, J., *et al.*, « Prescription opioid analgesic use in France: Trends and impact on morbidity-mortality », *Eur J Pain*, 2018.

40. ANSM, « Analyse des ventes de médicaments en France en 2013 », juin 2014.

41. « Limitation de la durée de prescription du tramadol, comment en est-on arrivé là ? », *Bulletin de l'Association des Centres d'addictovigilance*, 2020.

42. SFETD, « Utilisation des opioïdes forts dans la douleur chronique non cancéreuse chez l'adulte : recommandations de bonne pratique clinique par consensus formalisé », 2016.

43. Webster, L.R., Webster, R.M., « Predicting aberrant behaviors in opioid-treated patients: Preliminary validation of the Opioid Risk Tool », *Pain Med*, 2005;6:432-42.

44. Site de l'Institut national du cancer, « Épidémiologie des cancers », 2021.

45. Grosser, T., Woolf, C.J., FitzGerald, G.A., « Time for nonaddictive relief of pain », *Science*, 2017;355:1026-7.

46. Meuser, T., Pietruck, C., Radbruch, L., Stute, P., Lehmann, K.A., Grond, S., « Symptoms during cancer pain treatment following WHO-guidelines: a longitudinal follow-up study of symptom prevalence, severity and etiology », *Pain*, 2001;93:247-57.

47. Gieré, C., Dutertre, S., Poisbeau, P., « Cone snails, a natural resource of analgesics from the bottom of the sea: beyond the ziconotide? », *Douleur et Analgésie* 2019;32:196-204.

48. Bowersox, S.S., Gadbois, T., Singh, T., Pettus, M., Wang, Y.X., Luther, R.R., « Selective N-type neuronal voltage-sensitive calcium channel blocker, SNX-111, produces spinal antinociception in rat models of acute, persistent and neuropathic pain », *J Pharmacol Exp Ther*, 1996;279:1243-9.

49. Matis, G., De Negri, P., Dupoiron, D, Likar, R., Zuidema, X., Rasche, D., « Intrathecal pain management with ziconotide: Time for consensus? », *Brain Behav*, 2021;11 Suppl 1:e02055.

50. HAS, « Antalgie des douleurs rebelles et pratiques sédatives chez l'adulte : prise en charge médicamenteuse en situations palliatives jusqu'en fin de vie », 2020.

51. Brendan, B., « A Medical Madoff: Anesthesiologist faked data in 21 studies », *Scientific American*, 10 mars 2009.

52. Organisation mondiale de la santé et Action internationale pour la santé, « Comprendre la promotion pharmaceutique et y répondre », 2013.

53. Paoli, F., Darcourt, G., Cossa, P., « Preliminary note on the action of imipramine in painful states », *Rev Neurol* (Paris), 1960;102:503-4.

54. Tappe-Theodor, A., Kuner, R., « A common ground for pain and depression », *Nat Neurosci*, 2019;22:1612-4.

55. Johnson, M.I., Claydon, L.S., Herbison, G.P., Jones, G., Paley, C.A., « Transcutaneous electrical nerve stimulation (TENS) for fibromyalgia in adults », *Cochrane Database Syst Rev*, 2017;10:Cd012172.

56. Jamison, R.N., Edwards, R.R., Curran, S., *et al.*, « Effects of wearable transcutaneous electrical nerve stimulation on fibromyalgia: A randomized controlled trial », *Journal of Pain Research* 2021;14:2265-82.

57. Boyer, L., Dousset, A., Roussel, P., *et al.*, « rTMS in fibromyalgia: a randomized trial evaluating QoL and its brain metabolic substrate », *Neurology*, 2014;82:1231-8.

58. Lefaucheur, J.P., Aleman, A., Baeken, C., *et al.*, « Evidence-based guidelines on the therapeutic use of repetitive transcranial magnetic stimulation (rTMS): An update (2014-2018) », *Clin Neurophysiol*, 2020;131:474-528.

59. Serrie, A., Delorme, C., Navez, M.L., Harhad, A., Hulin, B., *Médecine de la douleur pour le praticien*, Elsevier Health Sciences, 2020.

60. Orriols, L., Queinec, R., Philip, P. *et al.*, « Risk of injurious road traffic crash after prescription of antidepressants », *J Clin Psychiatry*, 2012;73:1088-94.

61. Eschalier, A., Courteix, C., « Antidépresseurs et douleur », *Rev Med Suisse*, 2007;7:1581-84.

62. Denoyel, A., *Génération zombie : Enquête sur le scandale des antidépresseurs*, Fayard, 2021.

63. Steinman, M.A., Bero, L.A., Chren, M.M., Landefeld, C.S., « Narrative review: the promotion of gabapentin: an analysis of internal industry documents », *Ann Intern Med*, 2006;145:284-93.

64. McKnight, A.J., Bahouth, G.T., « Analysis of large truck rollover crashes », *Ann Adv Automot Med*, 2008;52:281-8.

65. Ray, W.A., Fought, R.L., Decker, M.D., « Psychoactive drugs and the risk of injurious motor vehicle crashes in elderly drivers », *Am J Epidemiol*, 1992;136:873-83.

66. Berenson, A., « Drug Approved. Is Disease Real? », *New York Times*, 2008.

67. Dufau, M., « Le mésusage de la prégabaline chez les toxicomanes », Université de Bordeaux, Bordeaux, 2020.

68. Beigbeder, F., *L'homme qui pleure de rire*, Grasset, 2020.

69. Corriger, A., Voute, M., Lambert, C., Pereira, B., Pickering, G., « Ketamine for refractory chronic pain: A one-year follow-up study », *Pain*, 2021.

70. Elia, N., Tramer, M.R., « Ketamine and postoperative pain – a quantitative systematic review of randomised trials », *Pain*, 2005;113:61-70.

71. Pickering, G., Morel, V., Micallef, J., « Kétamine et douleur chronique : une revue narrative de son efficacité et sécurité », *Thérapie*, 2018;73:529-39.

72. Pouymayou, J., Piano, V., « Kétamine et douleur : l'universelle panacée ou le geai paré des plumes du paon ? », Site indépendant d'information sur la prise en charge des addictions, 2018.

73. Maher, D.P., Chen, L., Mao, J., « Intravenous ketamine infusions for neuropathic pain management: a promising therapy in need of optimization », *Anesth Analg*, 2017;124:661-74.

74. Aubrun, F., Conradi, S., Le Chevalier, A., Piano, V., « Structures Douleur chronique en France (SDC) – Guide de bonnes pratiques », SFETD, 2019.

75. Yenigun, O.M., Thanassi, M., « Capsaicin: an uncommon exposure and unusual treatment », *Clin Pract Cases Emerg Med*, 2019;3:219-21.

76. Gozlan, M., « Le protoxyde d'azote, un gaz hilarant qui ne fait pas du tout rire les médecins », *Le Monde*, 28/12/2018.

77. Johnson, K., Mikhail, P., Kim, M.G., Bosco, A., Huynh, W., « Recreational nitrous oxide-associated neurotoxicity », *J Neurol Neurosurg Psychiatry*, 2018;89:897-8.

78. Kwon, Y.J., Rho, J.H., Hwang, J., Baek, S.H., « Unhappy end of 'happy balloons': Subacute combined degeneration caused by nitrous oxide gas », *J Clin Neurol*, 2019;15:118-9.

79. Thompson, T., Oram, C., Correll, C.U., Tsermentseli, S., Stubbs, B., « Analgesic effects of alcohol: A systematic review and meta-analysis of controlled experimental studies in healthy participants », *J Pain*, 2017;18:499-510.

80. Iversen, L., « Cannabis and the brain », *Brain*, 2003;126:1252-70.

81. Amin, M.R., Ali, D.W., « Pharmacology of medical cannabis », *Adv Exp Med Biol*, 2019;1162:151-65.

82. Marie, N., « Molecular mechanisms of tolerance to opioids and cannabinoids », *Reanimation*, 2009:626-32.

83. Lynch, M.E., Ware, M.A., « Cannabinoids for the treatment of chronic non-cancer pain: An updated systematic review of randomized controlled trials », *J Neuroimmune Pharmacol*, 2015;10:293-301.

84. Johal, H., Devji, T., Chang, Y., Simone, J., Vannabouathong, C., Bhandari, M., « Cannabinoids in chronic non-cancer pain: A systematic review and meta-analysis », *Clin Med Insights Arthritis Musculoskelet Disord*, 2020;13:1179544120906461.

85. Walitt, B., Klose, P., Fitzcharles, M.A., Phillips, T., Häuser, W., « Cannabinoids for fibromyalgia », *Cochrane Database Syst Rev*, 2016;7:Cd011694.

86. ANSM, Comité scientifique spécialisé temporaire « Évaluation de la pertinence et de la faisabilité de la mise à disposition du cannabis thérapeutique en France », Synthèse de la séance du 10 octobre 2018.

87. Douek, P., Benyamina, A., Fontaine-Domeizel, E., *Le cannabis médical, une nouvelle chance : pourquoi ? pour qui ? comment ?*, Solar Éditions, 2020.

88. Authier, N., *Le petit livre du cannabis médical*, First Éditions, 2021.

89. Blake, A., Wan, B.A., Malek, L., *et al.*, « A selective review of medical cannabis in cancer pain management », *Ann Palliat Med*, 2017;6:S215-s22.

90. De La Rocque, J.P., « Le cannabis légal, un business qui attise toutes les convoitises », *Challenges*, 31/03/2019.

91. Moreau, J.-B., Twitter, 2019.

92. SFETD, Le mot de la présidente, 2021.

93. Valade, D., Grand, O., *Non à la douleur – Ce n'est plus une fatalité !*, Marabout, 1996.

94. Scribonii, L., *Ad capitis dolorem. Compositionibus medicamentorum, Liber unus*, Joanne Ruellio, doctore medico castigatore, 1528.

95. Debru, A., « The power of torpedo fish as a pathological model to the understanding of nervous transmission in Antiquity », *C R Biol*, 2006;329:298-302.

96. Kane, K., Taub, A., « A history of local electrical analgesia », *Pain*, 1975;1:125-38.

97. Duchenne, G.B., *De l'électrisation localisée et de son application à la physiologie, à la pathologie et à la thérapeutique*, J.-B. Baillière, 1855.

98. Melzack, R., Wall, P.D., « Pain mechanisms: A new theory », *Science*, 1965;150:971-9.

99. Wall, P.D., Sweet, W.H., « Temporary abolition of pain in man », *Science*, 1967;155:108-9.

100. Shealy, C.N., Mortimer, J.T., Hagfors, N.R., « Dorsal column electroanalgesia », *Journal of Neurosurgery* 1970;32:560-4.

101. Sedan, R., Lazorthes, Y., « La neurostimulation électrique thérapeutique, XXVIII Congrés annuel de la Société de neuro-chirurgie de langue française, Athènes », Masson, 29-30 mai 1978.

102. Bjordal, J.M., Lopes-Martins, R.A., Bogen, B., Johnson, M., « Physical treatments have valuable role in osteoarthritis », *BMJ*, 2006;332:853.

103. Pradalier, A., Auray, J.P., El Hasnaoui, A., *et al.*, « Economic impact of migraine and other episodic headaches in France: Data from the GRIM2000 study », *Pharmacoeconomics*, 2004;22:985-99.

104. Chou, D.E., Shnayderman Yugrakh, M., Winegarner, D., Rowe, V., Kuruvilla, D., Schoenen, J., « Acute migraine therapy with external trigeminal neurostimulation (ACME): A randomized controlled trial », *Cephalalgia*, 2019;39:3-14.

105. Schoenen, J., Vandersmissen, B., Jeangette, S., *et al.*, « Migraine prevention with a supraorbital transcutaneous stimulator: a randomized controlled trial », *Neurology*, 2013;80:697-704.

106. Davis, D.A., Thomson, M.A., Oxman, A.D., Haynes, R.B., « Evidence for the effectiveness of CME: A review of 50 randomized controlled trials », *Jama*, 1992;268:1111-7.

107. Maheu, E., Soriot, T., Noel, E., Ganry, H., Lespessailles, E., Cortet, B., « Is wearable transcutaneous electrical nerve stimulation (ActiTENS®) a relevant alternative to weak opioids for knee osteoarthritis chronic, nociceptive pain. Results of a randomized, controlled, non-inferiority trial », *Osteoarthritis and cartilage*, 2021, p. 420-1.

108. Kloimstein, H., Likar, R., Kern, M. *et al.*, « Peripheral nerve field stimulation (PNFS) in chronic low back pain: A prospective multicenter study », *Neuromodulation*, 2014;17:180-7.

109. Schwarm, F.P., Stein, M., Uhl, E., Maxeiner, H., Kolodziej, M.A., « A retrospective analysis of 25 cases with peripheral nerve field stimulation for chronic low back pain and the predictive value of transcutaneous electrical nerve stimulation for patient selection », *Neuromodulation*, 2019;22:607-14.

110. Van Gorp, E.J., Eldabe, S., Slavin, K.V., *et al.*, « Peripheral nerve field stimulation for chronic back pain: Therapy outcome predictive factors », *Pain Pract*, 2020;20:522-33.

111. Deer, T., Pope, J., Benyamin, R. *et al.*, « Prospective, multicenter, randomized, double-blinded, partial crossover study to assess the safety and efficacy of the novel neuromodulation system in the treatment of patients with chronic pain of peripheral nerve origin », *Neuromodulation*, 2016;19:91-100.

112. Regnier, S.M., Chen, J., Gabriel, R.A., Chakravarthy, K.V., « A review of the StimRouter® peripheral neuromodulation system for chronic pain management », *Pain Manag*, 2021;11:227-36.

113. Donnet, A., Valade, D., Fontaine, D., « Traitements de l'algie vasculaire de la face [Cluster headache treatment]», *Presse Med*, 2015;44:1188-92.

114. Wilbrink, L.A., de Coo, I.F., Doesborg, P.G.G., *et al.*, « Safety and efficacy of occipital nerve stimulation for attack prevention in medically intractable chronic cluster headache (ICON): A randomised, double-blind, multicentre, phase 3, electrical dose-controlled trial », *Lancet Neurol*, 2021;20:515-25.

115. Leplus, A., Fontaine, D., Donnet, A. *et al.*, « Long-term efficacy of occipital nerve stimulation for medically intractable cluster headache », *Neurosurgery*, 2021;88:375-83.

116. Salmasi, V., Olatoye, O.O., Terkawi, A.S., Hah, J.M.,

Ottestad, E., Pingree, M., « Peripheral nerve stimulation for occipital neuralgia », *Pain Med*, 2020;21:S13-s7.

117. Antony, A.B., Mazzola, A.J., Dhaliwal, G.S., Hunter, C.W., « Neurostimulation for the treatment of chronic head and facial pain: A literature review », *Pain Physician*, 2019;22:447-77.

118. Moisset, X., Lanteri-Minet, M., Fontaine, D., « Neurostimulation methods in the treatment of chronic pain », *J Neural Transm*, 2019.

119. Foreman, R.D., Linderoth, B., « Neural mechanisms of spinal cord stimulation », *Int Rev Neurobiol*, 2012;107:87-119.

120. Moens, M., Sunaert, S., Marien, P. *et al.*, « Spinal cord stimulation modulates cerebral function: An fMRI study, *Neuroradiology*, 2012;54:1399-407.

121. Angeli, C.A., Boakye, M., Morton, R.A., *et al.*, « Recovery of over-ground walking after chronic motor complete spinal cord injury », *N Engl J Med*, 2018;379:1244-50.

122. Angeli, C.A., Edgerton, V.R., Gerasimenko, Y.P., Harkema, S.J., « Altering spinal cord excitability enables voluntary movements after chronic complete paralysis in humans », *Brain*, 2014;137:1394-409.

123. Gill, M.L., Grahn, P.J., Calvert, J.S., *et al.*, « Neuromodulation of lumbosacral spinal networks enables independent stepping after complete paraplegia », *Nat Med*, 2018;24:1677-82.

124. Bendersky, D., Yampolsky, C., « Is spinal cord stimulation safe? A review of its complications », *World Neurosurg*, 2013.

125. Mekhail, N., Levy, R.M., Deer, T.R., *et al.*, « Long-term safety and efficacy of closed-loop spinal cord stimulation to treat chronic back and leg pain (Evoke): A double-blind, randomised, controlled trial », *The Lancet Neurology*, 2020;19:123-34.

126. HAS, « Évaluation des systèmes implantables de neurostimulation médullaire », Service d'évaluation des dispositifs, 2014.

127. Kumar, K., Toth, C., Nath, R.K., Laing, P., « Epidural spinal cord stimulation for treatment of chronic pain – some predictors of success. A 15-year experience », *Surg Neurol*, 1998;50:110-20; discussion 20-1.

128. Blond, S., Buisset, N., Dam Hieu, P., *et al.*, « Cost-benefit evaluation of spinal cord stimulation treatment for failed-back surgery syndrome patients », *Neurochirurgie*, 2004;50:443-53.

129. Taylor, R.S., Van Buyten, J.P., Buchser, E., « Spinal cord

stimulation for complex regional pain syndrome: a systematic review of the clinical and cost-effectiveness literature and assessment of prognostic factors », *Eur J Pain*, 2006;10:91-101.

130. Taylor, R.S., Taylor R.J., Van Buyten, J.P., Buchser, E., North, R., Bayliss, S., « The cost effectiveness of spinal cord stimulation in the treatment of pain: A systematic review of the literature », *J Pain Symptom Manage*, 2004;27:370-8.

131. Simpson, E.L., Duenas, A., Holmes, M.W., Papaioannou, D., Chilcott, J., « Spinal cord stimulation for chronic pain of neuropathic or ischaemic origin: Systematic review and economic evaluation », *Health Technology Assessment*, 2009;13:iii, ix-x, 1-154.

132. Niyomsri, S., Duarte, R.V., Eldabe, S., *et al.*, « A systematic review of economic evaluations reporting the cost-effectiveness of spinal cord stimulation », *Value in Health: The Journal of the International Society for Pharmacoeconomics and Outcomes Research*, 2020;23:656-65.

133. Kupers, R.C., Van den Oever, R., Van Houdenhove, B., *et al.*, « Spinal cord stimulation in Belgium: A nation-wide survey on the incidence, indications and therapeutic efficacy by the health insurer, » *Pain*, 1994;56:211-6.

134. Kumar, K., Rizvi, S., « Cost-effectiveness of spinal cord stimulation therapy in management of chronic pain », *Pain Med*, 2013;14:1631-49.

135. Kumar, K., Malik, S., Demeria, D., « Treatment of chronic pain with spinal cord stimulation versus alternative therapies: Cost-effectiveness analysis », *Neurosurgery*, 2002;51:106-15; discussion 15-6.

136. Hollingworth, W., Turner, J.A., Welton, N.J., Comstock, B.A., Deyo, R.A., « Costs and cost-effectiveness of spinal cord stimulation (SCS) for failed back surgery syndrome: An observational study in a workers' compensation population », *Spine*, (Phila Pa, 1976), 2011;36:2076-83.

137. Hoelscher, C., Riley, J., Wu, C., Sharan, A., « Cost-effectiveness data regarding spinal cord stimulation for low back pain », *Spine*, (Phila Pa, 1976), 2017;42 Suppl 14:S72-s9.

138. Brinzeu, A., Cuny, E., Fontaine, D. *et al.*, « Spinal cord stimulation for chronic refractory pain: Long-term effectiveness and safety data from a multicentre registry », *Eur J Pain*, 2019;23:1031-44.

139. Deer, T.R., Grigsby, E., Weiner, R.L., Wilcosky, B., Kramer, J.M., « A prospective study of dorsal root ganglion stimulation for the relief of chronic pain »,

*Neuromodulation*, 2013;16:67-71; discussion -2.

140. Martin, S.C., Macey, A.R., Raghu, A *et al.*, « Dorsal root ganglion stimulation for the treatment of chronic neuropathic knee pain », *World Neurosurg*, 2020;143:e303-e8.

141. Harrison, C., Epton, S., Bojanic, S., Green, A.L., FitzGerald, J.J., « The efficacy and safety of dorsal root ganglion stimulation as a treatment for neuropathic pain: a literature review », *Neuromodulation*, 2018;21:225-33.

142. Bruehl, S., « Complex regional pain syndrome », *BMJ*, 2015;351:h2730.

143. Grasser, C., « L'algodystrophie : Une affection psychosomatique exemplaire », *Douleur et Analgésie*, 2000;13:189-99.

144. Tsubokawa, T., « Motor cortex stimulation for relief of central deafferentation pain », *in* Burchiel, K., *Surgical Management of Pain, Thieme Medical Pub*, 2002.

145. Tsubokawa, T., Katayama, Y., Yamamoto, T., Hirayama, T., Koyama, S., « Chronic motor cortex stimulation for the treatment of central pain », *Acta neurochirurgica Supplementum*, 1991;52:137-9.

146. Meyerson, B., Lindblom, U., Linderoth, B., Lind, G., Herregodts, P., « Motor cortex stimulation as treatment of trigeminal neuropathic pain », *Acta Neurochir Suppl*, 1993;58:150-3.

147. Nguyen, J., Keravel, Y., Fève, A. *et al.*, « Treatment of deafferentation pain by chronic stimulation of the motor cortex », *Acta Neurochir Suppl*, 1997;68:54-60.

148. Peyron, R., Faillenot, I., Mertens, P., Laurent, B., Garcia-Larrea, L., « Motor cortex stimulation in neuropathic pain. Correlations between analgesic effect and hemodynamic changes in the brain. A PET study », *NeuroImage*, 2007;34:310-21.

149. Arsonval, A., « Dispositifs pour la mesure des courants alternatifs de toutes fréquences », *C R Soc Biol* (Paris), 1896;2:450-1.

150. Barker, A.T., Jalinous, R., Freeston, I.L., « Non-invasive magnetic stimulation of human motor cortex », *Lancet*, 1985;1:1106-7.

151. Haffen, E., Poulet, E., Sauvaget, A., Szekely, D., Lefaucheur, J., « À quand la reconnaissance de la stimulation magnétique transcrânienne en France ? », *Le Monde*, 24/05/2017.

152. Mazuir, R., « Réglementation sur la stimulation magnétique transcrânienne répétée » 15e législature, J.O. du Sénat, 2017:2851.

153. Buchanan, D.M., Robaey, P., D'Angiulli, A., « What do we know about transcranial direct

current stimulation for major depression? », *Brain Sci*, 2020;10.

154. Singh, A., Erwin-Grabner, T., Goya-Maldonado, R., Antal, A., « Transcranial magnetic and direct current stimulation in the treatment of depression: Basic mechanisms and challenges of two commonly used brain stimulation methods in interventional psychiatry », *Neuropsychobiology*, 2020;79:397-407.

155. Bennabi, D., Haffen, E., « Transcranial direct current stimulation (tdcs): A promising treatment for major depressive disorder? », *Brain Sci*, 2018;8.

156. Sauvaget, A., Cabelguen, C., Guitteny, M., Vanelle, J.M., Bulteau, S., d'Urso, G., « Actualités de l'efficacité de la tDCS dans le traitement de la dépression », *French Journal of Psychiatry*, 2018;1:S64-S5.

157. Mori, F., Codecà, C., Kusayanagi, H., *et al.*, « Effects of anodal transcranial direct current stimulation on chronic neuropathic pain in patients with multiple sclerosis », *J Pain*, 2010;11:436-42.

158. Ayache, S.S., Palm, U., Chalah, M.A. *et al.*, « Prefrontal tDCS decreases pain in patients with multiple sclerosis », *Front Neurosci*, 2016;10:147.

159. Kim, Y.J., Ku, J., Kim, H.J. *et al.*, « Randomized, sham controlled trial of transcranial direct current stimulation for painful diabetic polyneuropathy », *Ann Rehabil Med*, 2013;37:766-76.

160. Attal, N., Ayache, S.S., Ciampi De Andrade, D., *et al.*, « Repetitive transcranial magnetic stimulation and transcranial direct current stimulation in neuropathic pain due to radiculopathy: A randomized sham controlled comparative study », *Pain*, 2016.

161. Lévêque, M., Cabut, S., *La chirurgie de l'âme*, JC Lattès, 2017.

162. Henry, P., Sicard, H., V*oyages dans la douleur à travers la littérature*, Éditions Glyphe, 2021.

163. Apra, C., Bourdillon, P., Lévêque, M., « Surgical techniques: When brain bullets met crowdfunding », *Nature*, 2016;530:160.

164. Contremoulin, G., Remy, C., « Le chercheur de projectile », *L'Illustration*, 27 novembre 1897.

165. Spiegel, E.A., Wycis, H.T., Marks, M., Lee, A.J., « Stereotaxic apparatus for operations on the human brain », *Science*, 1947;106:349-50.

166. Lerner, B.H., « The illness and death of Eva Peron: Cancer, politics, and secrecy », *Lancet*, 2000;355:1988-91.

167. Bourdillon, P., Leveque, M., Apra, C., « Second World War: Paris neurosurgeon's map outwitted Nazis », *Nature*, 2017;547:281.

168. Benabid, A.L., Pollak, P., Louveau, A., Henry, S., de Rougemont, J., « Combined (thalamotomy and stimulation) stereotactic surgery of the VIM thalamic nucleus for bilateral Parkinson disease », *Appl Neurophysiol*, 1987;50:344-6.

169. Lévêque, M., *Psychochirurgie*, Springer Verlag, 2013.

170. Boccard, S.G., Fitzgerald, J.J., Pereira, E.A. *et al.*, « Targeting the affective component of chronic pain: A case series of deep brain stimulation of the anterior cingulate cortex », *Neurosurgery*, 2014.

171. Fontaine, D., Lazorthes, Y., Mertens, P. *et al.*, « Safety and efficacy of deep brain stimulation in refractory cluster headache: A randomized placebo-controlled double-blind trial followed by a one-year open extension », *J Headache Pain*, 2010;11:23-31.

172. Nowacki, A., Moir, L., Owen, S.L., Fitzgerald, J.J., Green, A.L., Aziz, T.Z., « Deep brain stimulation of chronic cluster headaches: Posterior hypothalamus, ventral tegmentum and beyond », *Cephalalgia*, 2019;39:1111-20.

173. Leone, M., « Deep brain stimulation in headache », *Lancet Neurol*, 2006;5:873-7.

174. Roco, M.C., Bainbridge, W.S., *Converging Technologies for Improving Human Performance: Nanotechnology, Biotechnology, Information Technology and Cognitive Science*, Kluwer Academic Publishers, 2003.

175. Krauss, J.K., Lipsman, N., Aziz, T. *et al.*, « Technology of deep brain stimulation: current status and future directions », *Nat Rev Neurol*, 2021;17:75-87.

176. « Study on failed back surgery syndrome pathway optimization: A focus on patient identification, chronicization factors and outcome predictors (PREDIBACK) », ClinicalTrials.gov, 2016.

177. Lévêque, M., « Un accès inégal à la chirurgie de la douleur », *Douleur et Analgésie*, 2015;28:115-6.

178. « Les pharmaceutiques dépensent plus en marketing qu'en R&D, *La Presse*, 02/01/2008.

179. Gracely, R.H., Dubner, R., Deeter, W.R., Wolskee, P.J., « Clinicians' expectations influence placebo analgesia », *Lancet*, 1985;1:43.

180. Waber, R.L., Shiv, B., Carmon, Z., Ariely, D., « Commercial features of placebo and therapeutic efficacy », *Jama*, 2008;299:1016-7.

181. Probst, P., Grummich, K., Harnoss, J.C., *et al.*, « Placebo-controlled trials in surgery: A systematic review and meta-analysis », *Medicine* (Baltimore), 2016;95:e3516.

182. Smith, G.C., Pell, J.P., « Parachute use to prevent death and major trauma related to

gravitational challenge: Systematic review of randomised controlled trials », *BMJ*, 2003;327:1459-61.

183. Voltaire, *Lettres choisies*, Libraires associés, 1792.

184. Guthold, R., Stevens, G.A., Riley, L.M., Bull, F.C., « Worldwide trends in insufficient physical activity from 2001 to 2016: A pooled analysis of 358 population-based surveys with 1·9 million participants », *Lancet Glob Health*, 2018;6:e1077-e86.

185. Avis de l'Agence nationale de sécurité sanitaire de l'alimentation, de l'environnement et du travail relatif à l'évaluation des risques liés aux niveaux d'activité physique et de sédentarité des enfants et des adolescents, 2020.

186. Picq, P., *La Marche : Sauver le nomade qui est en nous*, Autrement, 2015.

187. Benezech, J.P., Ginies, P., *La douleur chronique : Une face cachée de la résilience*, Sauramps médical, 2005.

188. Sluka, K.A., Frey-Law, L., Hoeger Bement, M., « Exercise-induced pain and analgesia? Underlying mechanisms and clinical translation », *Pain*, 2018;159 Suppl 1:S91-s7.

189. Bobinski, F., Ferreira, T.A.A., Córdova, M.M. *et al.*, « Role of brainstem serotonin in analgesia produced by low-intensity exercise on neuropathic pain after sciatic nerve injury in mice », *Pain*, 2015;156:2595-606.

190. D'Andrea, A., Sutter, M., « Activité physique et analgésie : mécanismes et implications cliniques », *Rev Med Suisse*, 2019;15:1254-8.

191. Carek, P.J., Laibstain, S.E., Carek, S.M., « Exercise for the treatment of depression and anxiety », *Int J Psychiatry Med*, 2011;41:15-28.

192. Sluka, K.A., Clauw, D.J., « Neurobiology of fibromyalgia and chronic widespread pain », *Neuroscience*, 2016;338:114-29.

193. INSERM, « Activité physique – Prévention et traitement des maladies chroniques », 2019.

194. Montaigne, M., « Pensées, propres à former l'esprit et les mœurs », *in Essais*, 1805.

195. Boch, A.L., *Médecine technique, médecine tragique : le tragique, sens et destin de la médecine moderne*, De Boeck Supérieur, 2009.

196. Benedetti, F., Carlino, E., Pollo, A., « How placebos change the patient's brain », *Neuropsychopharmacology: Official Publication of the American College of Neuropsychopharmacology*, 2011;36:339-54.

197. Spiegel, D., Albert, L.H., « Naloxone fails to reverse hypnotic alleviation of chronic pain », *Psychopharmacology* (Berl), 1983;81:140-3.

198. Marchand, S., *Le phénomène de la douleur*, Chenelière Éducation, 2009.

199. Hofbauer, R.K., Rainville, P., Duncan, G.H., Bushnell, M.C., « Cortical representation of the sensory dimension of pain », *J Neurophysiol*, 2001;86:402-11.

200. Faymonville, M.E., Roediger, L., Del Fiore, G. *et al.*, « Increased cerebral functional connectivity underlying the antinociceptive effects of hypnosis », *Brain Res Cogn Brain Res*, 2003;17:255-62.

201. Frenay, M.C., Faymonville, M.E., Devlieger, S., Albert, A., Vanderkelen, A., « Psychological approaches during dressing changes of burned patients: A prospective randomised study comparing hypnosis against stress reducing strategy, *Burns*, 2001;27:793-9.

202. Faymonville, M.E., Mambourg, P.H., Joris, J. *et al.*, « Psychological approaches during conscious sedation. Hypnosis versus stress reducing strategies: A prospective randomized study », *Pain*, 1997;73:361-7.

203. Wolf, T.G., Wolf, D., Below, D., d'Hoedt, B., Willershausen, B., Daubländer, M., « Effectiveness of self-hypnosis on the relief of experimental dental pain: A randomized trial », *Int J Clin Exp Hypn*, 2016;64:187-99.

204. Beevi, Z., Low, W.Y., Hassan, J., « The effectiveness of hypnosis intervention for labor: An experimental study », *Am J Clin Hypn*, 2017;60:172-91.

205. Gueguen, J.B., Hassler, C., Fallissard, B., « Évaluation de l'efficacité de la praique de l'hypnose », *Revue de la littérature médicale scientifique et de la littérature destinée aux professionnels*, INSERM U1178 (Santé Mentale & Santé Publique), 2015:213.

206. Bioy, A., *L'hypnose*, « Que sais-je ? », n° 4078, 2017.

207. Bekelis, K., Calnan, D., Simmons, N., MacKenzie, T.A., Kakoulides, G., « Effect of an immersive preoperative virtual reality experience on patient reported outcomes: A randomized controlled trial », *Ann Surg*, 2017;265:1068-73.

208. Chan, E., Hovenden, M., Ramage, E., *et al.*, « Virtual reality for pediatric needle procedural pain: Two randomized clinical trials », *J Pediatr*, 2019;209:160-7e4.

209. Scapin, S., Echevarría-Guanilo, M.E., Boeira Fuculo Junior, P.R., Gonçalves, N., Rocha, P.K., Coimbra, R., « Virtual reality in the treatment of burn patients: A systematic review », *Burns*, 2018;44:1403-16.

210. Keefe, F.J., Huling, D.A., Coggins, M.J., *et al.*, « Virtual

reality for persistent pain: a new direction for behavioral pain management », *Pain*, 2012;153:2163-6.

211. Danziger, N., *Vivre sans la douleur ?*, Odile Jacob, 2010.

212. Flor, H., Elbert, T., Knecht, S., *et al.*, « Phantom-limb pain as a perceptual correlate of cortical reorganization following arm amputation », *Nature*, 1995;375:482-4.

213. Ramachandran, V.S., Rogers-Ramachandran, D., Cobb, S., « Touching the phantom limb », *Nature*, 1995;377:489-90.

214. Gupta, A., Scott, K., Dukewich, M., « Innovative technology using virtual reality in the treatment of pain: Does it reduce pain via distraction, or is there more to it?, *Pain Med*, 2018;19:151-9.

215. Guilbaut, V., « Apport de l'intervention musicale standardisée type Music Care© sur les soins douloureux des patients vigiles en soins critiques », Nice, Université de Nice, 2017.

216. Gardner, W.J., Licklider, J.C., Weisz, A.Z., « Suppression of pain by sound », *Science*, 1960;132:32-3.

217. OMS, « What is the evidence on the role of the arts in improving health and well-being? A scoping review », WHO, 2019.

218. Drouglazet, K., « La musique adoucit aussi la douleur », *Ouest-France*, 09/10/2015.

219. Salimpoor, V.N., Benovoy, M., Larcher, K., Dagher, A., Zatorre, R.J., « Anatomically distinct dopamine release during anticipation and experience of peak emotion to music », *Nat Neurosci*, 2011;14:257-62.

220. Mallik, A., Chanda, M.L., Levitin, D.J., « Anhedonia to music and mu-opioids: Evidence from the administration of naltrexone », *Scientific reports*, 2017;7:41952.

221. Ben Khedher Balbolia, S., Barry, C., Hassler, C., Fallissard, B., « Évaluation de l'efficacité et de la sécurité de la cryothérapie du corps entier à visée thérapeutique », Centre de recherche en épidémiologie et santé des populations (CESP), Unité INSERM 1178, 2019.

222. André, C., *Méditer jour après jour : 25 leçons pour vivre en pleine conscience*, France Loisirs, 2011.

223. Fatio, M.M., Leroy, B., Sadoux, M., *Réadaptation du handicap douloureux chronique : Pain Management Programmes en pratique*, Elsevier Health Sciences, 2019.

224. Cherkin, D.C., Sherman, K.J., Balderson, B.H. *et al.*, « Effect of mindfulness-based stress reduction vs cognitive behavioral therapy or usual care on back pain and functional limitations in adults with chronic low back pain:

A randomized clinical trial », *Jama*, 2016;315:1240-9.

225. Young, K.S., Van der Velden, A.M., Craske, M.G., *et al.*, « The impact of mindfulness-based interventions on brain activity: A systematic review of functional magnetic resonance imaging studies », *Neurosci Biobehav Rev*, 2018;84:424-33.

226. Laroche, F., Roussel, P., *Douleur chronique et thérapies comportementales et cognitives : Fondements, efficacité, cas cliniques*, In Press, 2012.

227. Boureau F, *Contrôler votre douleur : apprendre à faire face à une douleur rebelle*, Payot, 1986.

228. Barry, C., Gueguen, J., Hasslcr, C., Ali, A., Falissard, B., « Évaluation de l'efficacité et de la sécurité de l'acupuncture », INSERM U669, 2014.

229. Shakespeare, W., *Roméo et Juliette* (éd. de 1886), Hachette, 2012.

230. Saper, R.B., Lemaster, C., Delitto, A. *et al.*, « Yoga, physical therapy, or education for chronic low back pain: A randomized noninferiority trial », *Ann Intern Med*, 2017;167:85-94.

231. Wieland, L.S., Skoetz, N., Pilkington, K., Vempati, R., D'Adamo, C.R., Berman, B.M., « Yoga treatment for chronic non-specific low back pain », *Cochrane Database Syst Rev*, 2017;1:Cd010671.

232. Rossignol, M., Rozenberg, S., Leclerc, A., « Epidemiology of low back pain: What's new? », *Joint, bone, spine: Revue du rhumatisme*, 2009;76:608-13.

233. HAS, « Prise en charge du patient présentant une lombalgie commune », Paris, 2019.

234. « Back to basics Vast sums are wasted on treatments for back pain that make it worse », *The Economist*, 16/01/2020.

235. Site de l'INRS, Lombalgie, Statistique, 2018.

236. Site de l'Assurance-maladie Ameli, « Mal de dos : le bon traitement, c'est le mouvement ! », CPAM, 2020.

237. « Évolution de la pratique des loisirs chez les jeunes de 16 ans entre 2003 et 2015 », (https://www.jeunes-addictions-ofdt.com/pratiques-des-loisirs).

238. Guh, D.P., Zhang, W., Bansback, N., Amarsi, Z., Birmingham, C.L., Anis, A.H., « The incidence of co-morbidities related to obesity and overweight: A systematic review and meta-analysis », *BMC Public Health*, 2009;9:88.

239. Renaud, A., « Les médecins français sont les moins bien payés d'Europe », *Le Quotidien du médecin*, 03/08/2018.

240. HAS, « Lombalgie chronique de l'adulte et chirurgie :

recommandations pour la pratique clinique », 2015.

241. CNAM, « Améliorer la qualité du système de santé et maîtriser les dépenses », 2017.

242. HAS, « Pertinence de la chirurgie de la lombalgie chronique de l'adulte », 2014.

243. Naban, M., « Place de la thérapie cognitivo-comportementale dans la prise en charge des patients lombalgiques chroniques en soins primaires : Enquête auprès d'un échantillon de 105 médecins généralistes haut normands », Université de Rouen, 2013.

244. Falkenberg, A., Nyfjäll, M., Bildt, C., Vingård, E., « Predicting sickness absence-are extended health check-ups of any value? Comparisons of three individual risk models », *J Occup Environ Med*, 2009;51:104-11.

245. Fransen, M., Woodward, M., Norton, R., Coggan, C., Dawe, M., Sheridan, N., « Risk factors associated with the transition from acute to chronic occupational back pain », *Spine* (Phila Pa, 1976), 2002;27:92-8.

246. Volinn, E., Van Koevering, D., Loeser, J.D., « Back sprain in industry. The role of socioeconomic factors in chronicity », *Spine* (Phila Pa, 1976), 1991;16:542-8.

247. Müller, C.F., Monrad, T., Biering-Sørensen, F., Darre, E., Deis, A., Kryger, P., « The influence of previous low back trouble, general health, and working conditions on future sick-listing because of low back trouble. A 15-year follow-up study of risk indicators for self-reported sick-listing caused by low back trouble », *Spine* (Phila Pa, 1976), 1999;24:1562-70.

248. Tunks, E.R., Crook, J., Weir, R., « Epidemiology of chronic pain with psychological comorbidity: Prevalence, risk, course, and prognosis », *Can J Psychiatry*, 2008;53:224-34.

249. Giniès, P., « Algosociologie ou retour sur une vision sociologique de la douleur », *Douleurs*, 2009;1592:1-67.

250. Kumar, K., Rizvi, S., Nguyen, R., Abbas, M., Bishop, S., Murthy, V., « Impact of wait times on spinal cord stimulation therapy outcomes », *Pain Pract*, 2014;14:709-20.

251. « Le "coupe-file" douleur, un outil de priorisation », *Santé mentale*, 17/11/2016.

252. « eDOL, une application e-santé », Institut Analgesia, 2017.

253. « Douleur neuropathique : mieux comprendre les facteurs de risque pour améliorer le traitement », CODIS, 2020.

# Table

Le site Internet (à partir duquel
vous pouvez accéder aux ressources web
mentionnés dans l'ouvrage) :
www.ChirurgiedelaDouleur.fr

Vous pouvez suivre l'auteur sur LinkedIn :
https://www.linkedin.com/in/marclevequemd/

Le contacter par courriel sur :
MarcLevequeMD@gmail.com

COMPOSITION ET MISE EN PAGES
NORD COMPO À VILLENEUVE-D'ASCQ

ACHEVÉ D'IMPRIMER EN FÉVRIER 2022
PAR NORMANDIE ROTO IMPRESSION S.A.S.
61250 LONRAI

N° d'impression : 2106837
Dépôt légal : mars 2022
*Imprimé en France*